智元微库
OPEN MIND

成 长 也 是 一 种 美 好

ÜBER DEN SINN DES LEBENS

生命的探问

弗兰克尔谈生命的意义与价值

Viktor E. Frankl

[奥] 维克多·E.弗兰克尔（Viktor E. Frankl）　著

李仑　译

人民邮电出版社

北京

图书在版编目（ＣＩＰ）数据

生命的探问 : 弗兰克尔谈生命的意义与价值 / （奥）维克多·E. 弗兰克尔（Viktor E.Frankl）著 ; 李仑译. -- 北京 : 人民邮电出版社, 2021.5（2023.5重印）
ISBN 978-7-115-56008-7

Ⅰ. ①生… Ⅱ. ①维… ②李… Ⅲ. ①精神疗法 Ⅳ. ①R749.055

中国版本图书馆CIP数据核字（2021）第029376号

版权声明

◆ 著　　　　[奥] 维克多·E. 弗兰克尔（Viktor E.Frankl）
　　译　　　　李 仑
　　责任编辑　张渝涓
　　责任印制　周昇亮
◆ 人民邮电出版社出版发行　　北京市丰台区成寿寺路11号
　　邮编 100164　　电子邮件 315@ptpress.com.cn
　　网址 https://www.ptpress.com.cn
　　三河市中晟雅豪印务有限公司印刷
◆ 开本：880×1230　1/32
　　印张：6　　　　　　　　　　2021 年 5 月第 1 版
　　字数：70 千字　　　　　　　2023 年 5 月河北第 7 次印刷
　　著作权合同登记号　图字：01-2020-4998 号

定　价：68.00 元
读者服务热线：（010）81055522　印装质量热线：（010）81055316
反盗版热线：（010）81055315
广告经营许可证：京东市监广登字 20170147号

Leiten.

+

导读

一切自由、一切真理和一切意义都依赖于个人做出并实施的选择。

——维克多·E. 弗兰克尔（Viktor E. Frankl）

奥地利心理学家

我们先来回顾一下维克多·E. 弗兰克尔（以下简称弗兰克尔）生活中的主线，尤其是他被送至集中营前的这一段具有决定性的经历。这段经历强调了追求意义的生活和追求幸福的生活是多么的不同，并为他创立意义疗法奠定了坚实的基础。

在和家人们一起被带到集中营前，弗兰克尔就已经在维也纳和世界范围内的精神病研究领域赢得了响亮的名号。比如，在 16 岁时，他开始与西格蒙德·弗洛伊德有了通信联系。他曾向弗洛伊德寄过一封长达两页的信件。他过人的天资给弗洛伊德留下了深刻的印象。弗洛伊德把他的信投给了《国际精神病学》。"希望你不会反对"，弗洛伊德在回信中这么写道。

在医学院就读时，弗兰克尔变得更加出类拔萃。他不仅建立了青少年自杀预防中心（这是他针对集中营开展的工作的前身），还发展出了一套被称为存在心理分析治疗的方法，并为精神病学临床医学作出了独特的贡献。这套治疗方法通过帮助人们找到自己生命的独特意义战胜抑郁并获得幸福。1941 年，这时他的理论已经在国际上引起了广泛的关注，他也成了维也纳罗斯柴尔德医院神经疾病学科的主任医生。在那里，他冒着生命和事业上的危险为精神病患者伪造诊断报告，以此帮助他们逃避纳粹对精神病患者实施的安乐死屠杀。

就在同一年，弗兰克尔做出了一个决定，一个改变了他一生的决定。这时他的事业渐渐走上正轨，而纳粹也正对他虎视眈眈，他在 1941 年成功申请到了前往美国的签证。当时，纳粹已经开始对犹太人进行包围并把他们送至集中营，最开始纳粹的目标还是犹太老人。弗兰克尔知道纳粹把他的父母带走只是时间问题，也知道一旦他的父母被带走，他就有责任陪他们一起进入集中营，并帮助他们疗愈在身处集中营期间产生的心理创伤。可在另一方面，作为

一个拿着签证的新婚男人，他又想逃往安全的美国，并在
事业上有所建树。

作家安娜·雷德桑德（Anna Redsand）所著的有关弗
兰克尔的传记这么描述当时的情况：弗兰克尔感到心烦意
乱，不知如何是好，于是他前往维也纳圣史蒂芬大教堂理
清思路。伴随着管风琴的声音，他不断问自己："难道就这
样抛下我的父母吗？难道我要只对他们说一声再见，然后
把他们丢给命运的安排吗？"他的责任何在？他努力寻求
"上帝的启示"。

但在回家时，他找到了上帝的启示。一进门，他就发
现桌上放着一块大理石。父亲告诉他，这块石头来自附近
一所被纳粹拆毁的犹太教堂的废墟。大理石上记着犹太教
义中的片段——当孝敬父母。于是，弗兰克尔做出了决定，

无论美国有多么安全，对他的事业多么有益，他都要留在维也纳。他把个人的追求放在了一边，选择服务家庭，选择在进入集中营后，服务那些被关押的囚犯们。

弗兰克尔从他早年的经历和被关入集中营时经受的非人折磨中学到了很多智慧："人类生存于世，便总是会向某个方向前进。这个方向也许指向某个人，也许指向某件事物，但一个人的行动更多地是为了别人，而不是为了自己。一个人的行动也许是为了追寻某种意义，也许是为了遇见某个人。一个人愈是忘我，为了所爱之人、所爱之物燃烧自己，愈是一个真正的人。"

意义疗法是弗兰克尔毕生的心血，它的基础是一种生命的哲学，由三个互相关联的基本信念构成。

1. 意志的自由（the freedom of will）

人在生理、心理与社会的世界中并不自由，但人可以超越这些限制而进入精神层次。只有两种人的意志是不自由的，一类是精神病人，另一类是信奉决定论的哲学家们。在本书中，弗兰克尔谈到了身体的疾病带来的生理的不自由，并指出"痛苦"是"疾病"的一部分；谈到了心理的不自由，即患有精神疾病的人失去了承受痛苦的能力，会因"无法痛苦"而痛苦，这亦是一种不自由的状态；在谈到社会的不自由时，他更多地描述了人们在集中营中所遭受的非人待遇，人们小心翼翼地不断试图恢复作为人的追求却屡屡受挫。本书也通过一种哲学式的思辨与激发希望的方式提供了进入精神层次的途径。

2. 追求意义的意志（the will to meaning）

认为人类的基本动力是"追求意义的意志"，一个人在追求意义的意志被挫败后，才会因补偿心理转向追求快乐、权力。人类最基本的能力在于：发现一个能让人忍受任何情境且可以继续坚持的理由，并希望借此使个人的生活更充实且能证明个人的存在是有意义、有价值的。在本书中，弗兰克尔从典故中提炼出"死是自己的死亡"这一观点，即人可以拥有自己的死亡体验而并非被死亡所剥夺。这使追求意义的意志不再在人们的脑海中被死亡剥夺，并且鼓励人们把死亡纳入生命，从而获取通往意义的意志之路。

3. 生命的意义 (the meaning of life)

生命的意义因人而异，因时而异。最重要的是要明白个人生命在具体时间的具体意义。在本书中，弗兰克尔指出人们实现人生意义的三个基本假设。首先，要有行动，比如创造一件作品，无论是艺术还是爱的劳动，创造一些比我们存在的时间更长并且会持续产生影响的东西。其次，要认识到，意义可以在欣赏自然、艺术品或仅仅是热爱他人中找到。弗兰克尔引用了索伦·克尔凯郭尔（Soren Kierkegaard）[①]的说法："幸福的大门总是向外拉开的。"最后，一个人如何适应和应对生活中不可避免的限制至关重要。例如，如何面对自己的死亡或忍受集中营般的可怕命

[①]　别名"祁克果"（1813—1855）。丹麦宗教哲学心理学家、诗人，现代存在主义哲学的创始人，后现代主义的先驱，也是现代人本心理学的先驱。他的思想是存在主义的理论根据之一，因此他被称为"存在主义之父"。

运。简而言之，我们在生活中通过行动、爱和痛苦理解意义。

上述三个基本假设构成了意义疗法的理论基础，三者缺一不可。意志的自由是追求意义的意志的心理学前提之一，没有意志的自由，人就不可能对生活进行态度上的选择，只能被动地接受需要的支配；而追求意义的意志则是生命意义的动力，人们对意义的追求和倾向，使人无论在何种生活环境下都要探究生命的意义。

本书收录了弗兰克尔从集中营中获救 11 个月后发表的演讲的抄本，他在集中营中时刻濒临死亡的体验与他的观察和反思共同造就了本书的内容。

　　人生而为人，其独特的一生就是为了追寻生命的意义，心理学家罗伊·鲍迈斯特（Roy Baumeister）[1] 和他的同事们都同意这个观点。人们应把私利放在一边，为了超越自我的某人某物而服务。多"给予"，少"索取"。我们不仅仅是在表现最基本的人性，我们也应该承认：追求幸福，并不是生命的全部意义。

　　1905 年，弗兰克尔出生于奥地利维也纳的一个犹太家庭，他的父亲是一位公务员，母亲是犹太教徒，他在家中排行老二，家境一般。上中学时，弗兰克尔被弗洛伊德、阿德勒等人的精神分析理论所吸引。16 岁时，他就写过一篇关于叔本华的心理分析文章，并将该文章寄给了弗洛伊德，并得到了他的赏识。

---

[1]　美国佛罗里达州立大学心理学教授，意志力领域的研究权威。

1923 年，弗兰克尔进入维也纳大学医学院。1925 年，他见到了崇拜已久的弗洛伊德。上学期间，他尤其关注精神医疗中的意义与价值问题，而这一主题也成为日后他一生研究工作的重心。

1928 年至 1929 年间，弗兰克尔在维也纳及其他城市组建了面向未成年人的免费心理咨询中心，并向大学的精神病治疗中心提供服务。1930 年，弗兰克尔获得了医学博士学位。1933 年，弗兰克尔接管了一家专门针对自杀妇女的精神治疗病房。1937 年，弗兰克尔专注于自己的事业，从事神经疾病和精神障碍的治疗。

1938 年，德国入侵奥地利。弗兰克尔本可以移民到美国，但为了照顾年迈的父母，他最后决定和未婚妻留在维也纳。后来他们全家人被纳粹逮捕，关进了集中营，他的父亲、母亲、兄弟、妻子均死于纳粹的迫害。1945年，弗兰克尔被美国陆军解救。

战争结束后，弗兰克尔一直在维也纳大学医学院任教。1948年，弗兰克尔获得哲学博士学位。1950年，弗兰克尔创办奥地利心理治疗协会并任主席。之后他在维也纳大学医学院担任教授直到1990年。1992年，他的朋友和家人设立了维克多·弗兰克尔研究院。正是因为在集中营的悲痛经历，弗兰克尔发展出积极乐观的人生哲学。弗兰克尔67岁考取了飞行员驾驶证，80岁还能攀登阿尔卑斯山，并到世界各地演讲意义疗法。

弗兰克尔1997年离世，享年92岁。

李仑

Ein brief an die
chinesischen leser

✝

致中国读者的信

　　我很高兴看到这本书现在即将以中文出版。它的原名是《不管发生什么事都要对生活说"是"》，这一说法值得更深入的阐述。

　　这本书所收录的演讲是在 1946 年举行的，在一场可怕的战争结束后不久，一个同样可怕并且不人道的政权统治了欧洲大部分地区。身为犹太人的维克多·E. 弗兰克尔尤其是该政权的目标受害者，他被囚禁在集中营中三年。当他终于获得解放时，他的痛苦并没有结束：他意识到，除了移居国外的妹妹之外，他是他所有家庭中唯一的、孤独的幸存者。

然而，尽管悲痛万分，但他还是找到了继续前进的力量。他决心放下一切怨恨和自怜，继续照顾他的病人，治愈他们的病痛，无论这些病人是站在被迫害者那边，还是站在迫害者那边。

更重要的是，他十分痛苦地了解到，一个人有能力克服称得上最严重的痛苦，并因此而成长，但他认为，这一事实不应只被他个人认识到。他开始向其他人分享这一事实，这样他们就也能应付任何可能袭击他们的命运。

换言之,他努力教他们如何做到"不管发生什么事都要对生活说'是'"。

愿这本书成为需要它的人的力量源泉,成为每个人都可以用来反思的源泉!

埃莱诺尔·弗兰克尔

维克多·E.弗兰克尔的妻子

2021 年 2 月

Vorwort von

———

✣

推荐序

维克多·E.弗兰克尔是一名优秀的医生，同时也是一位著名的心理治疗师。本书所收录的文章是维克多·E.弗兰克尔于 1946 年发表的三篇演讲的抄本，内容强大有力，时至今日仍具有极强的现实意义。这些文章简明扼要地再现了这位卓越的临床心理学家的全部思想，在之后的几十年中，弗兰克尔又通过无数篇文章与图书将其拓展完善。弗兰克尔在这三篇文章中阐明的人类状况的深度至今令人难以望其项背。在贝尔茨出版社（Beltz Verlag）的不懈努力下，本书得以出版，从而为更多的人（尤其是当今的年轻人）提供了接触医学著作的机会，因此我由衷地赞扬和感谢贝尔茨出版社所做出的贡献与努力。

　　尽管弗兰克尔性格内敛，为人谦逊，从未收下世人对他的褒奖，但他无疑是一位医学巨匠。在我看来，他的成就可以与希波克拉底（Hippocrates）[1]和阿尔贝特·施韦泽（Albert Schweitzer）[2]医生比肩。弗兰克尔与施韦泽相似，他的研究范围远远超出医学领域，与人类学的基础问题息息相关。我将在后文中选取本书最触动我的三个视角，并对其进行详细分析。

---

[1]　古希腊伯里克利时代的医师，被西方尊为"医学之父"。

[2]　德国哲学家、医生，于 1952 年获得诺贝尔和平奖。20 世纪人道精神划时代伟人、著名学者和人道主义者。

"自我"是人类的核心

　　本书中的演讲稿是维克多·E.弗兰克尔41岁时创作的。当时的他正值壮年，处于人生中最美好的时光。但其实，弗兰克尔早已经历了人生最黑暗的时刻，他是经历过纳粹残忍迫害的数百万人中的一员，被关押在纳粹集中营，之后又辗转多处；同时，他也是少数几个，经历过纳粹集中营的暴戾酷刑后活下来的人。之前的经历让他学会了认识自我，他开始思索，当一切都被夺走时，人类的核心究竟是什么，那便是与"自我"的相遇。当今时代，由于快节奏的生活，人们越来越缺少"与自我相遇"的机会，注意力不断地被分散，最终或多或少地拒绝了主动认知自我、了解自我的机会。这是出于何种理由呢？弗兰克尔认为，"与自我相遇"常常与不适的感情联系在一起，这有时令人难以承受。

成为集中营的囚犯是难以形容的惨痛经历。如文中所述，弗兰克尔并不完全认同"如果一个人（包括囚犯）在普通的一生中突然被剥夺了大部分东西（或者被剥夺了一切），他在后来就很可能会主动避免'与自我相遇'"的观点。

每个人都可能经历同样严重的事情——仅德国每年就会新增 48 万的癌症患者。来自命运的打击、各种损失、意外或疾病都可能毫无预兆地出现在人类的生命中，如果这些打击在人类承受范围内，人类就可以控制它们。但在一些情况下，人类被迫接受非常残忍的现实，这超出了人类的承受范围，那么之后会发生什么呢？弗兰克尔的文章表示，如果命运的打击"摧毁了"近乎所有无关紧要的东西，如果金钱、权力、声誉……失去了往日的作用或者已被丢失，请你先不要选择"与自我相遇"（引文为弗兰克尔的原话）。只有当我们的生命别无选择时，"与自我相遇"才具有价值。近期，我针对人类的"自我"撰写了一本书[1]。弗兰克尔认为，生命的中心任务是调整自我，让内心更好地适应生活，这要求人类建立"内心的能力"。只有这样，人类才能在日常生活中，在注意力被不断分散或周围充满无效信息的情况下，保护自己"真实的自我"。

那些没有主动与"自我"联系，反而因为命运的影响而突然被迫思考"自我"、思考如何才能让自己的生命既有价值又有意义的人，很可能会输给这种想法，从而陷入一种心理学上的"麻木不仁"（Apathie）。弗兰克尔发现，"精神上放纵自己，让自己堕落……会导致肉体的衰败"。这位擅长全面思考的心理学家研究并发现了构成当代变态心理学药物的核心与现代心理肿瘤学的研究现状：失去"自我能力"的人很容易出现免疫系统缺陷，他们对疾病的抵抗能力因此下降，也更容易身患肿瘤等疾病。[2]

生命意义的来源

　　维克多·E.弗兰克尔的一项伟大成就是为我们展示了赋予生命意义的事物或思想的来源。如今，越来越多的人认为物质丰富本身是一件无意义的事情，这个念头不断地驱使他们寻求不同的精神寄托以及人生意义。弗兰克尔提出"快乐本身并不能为生命提供意义……幸福不应也不能成为人生的目标，追求生命的意义才是人生的目的"。由此，弗兰克尔逐步发展出他最重要的思想，同时也是存在哲学的核心——**问题将不再是"我期待生命中的什么"，而应变为"生命期待我的什么"。弗兰克尔的观点是，生命不断在向我们发问，我们需要给出答案，只有当我们能够回答这些问题时，我们才有可能实现生命的价值与意义。**

维克多·E.弗兰克尔将对他人的关注以及对美好事物的体验（包括感受自然）称为"积极行为"（das tätige Handeln）；同时，他又将积极行为视为我们回答生命的问题的一种方式。而被剥夺了拥有"积极行为"可能性的人也能获得被爱的体验，因此，人类也可以"站在'积极行为'的反面，以消极的方式接受世界，赋予自我生命的意义"。

在对于生命意义潜在来源的思考方面，弗兰克尔将自己的读者带到了一个很深的层次：一个人被施加的无法弥补的痛苦也可能成为生命意义的来源，人类对痛苦的看法同样是有意义的。他认为："疾病或死亡所产生的意义不会受外在的挫折与失败的影响。"弗兰克尔讲求"内在成就"，即他认为在人类的生命意义中，有很大的组成部分来自对"我们应如何面对自己的命运"的思考和行动。

这一观点演变为当今具有高度现实意义的问题，即创伤研究。在患有疾病或经受创伤的人接受了来自社会的充分支持与心理治疗后，这些创伤不仅会给患者带来负担和压力，也会使患者经历"创伤后成长"。人的灵魂至少可以在一定程度或一定范围内通过遭受的痛苦得到加强。因此，弗兰克尔曾说："痛苦是否具有意义取决于人类，或者说仅仅取决于经受痛苦的那个人。"

现代医学的客观性与人性

　　我认为本书中最鲜明有力的内容是弗兰克尔对医患关系的评论。通常情况下，当患者因心理危机患上严重的精神疾病时，他无法自行恢复"自我能力"。为了发现疾病背后隐藏的意义并恢复已丢失的"自我能力"，患者需要一位优秀的心理医生。维克多·E.弗兰克尔在被纳粹逮捕与拘禁之前，就已经是一位心理医生了。当时他还没有慷慨激烈地批评传统医学，但之后，他开始通过写文章批判现代医学的本质危机——将患者作为一个"病例"或"患病体"来处理。如果你认为弗兰克尔的指控早已过时，那你就大错特错了，因为时至今日，我依然会听到我的同事如此称呼病人，或称呼其他员工为"工作体"。用弗兰克尔的话来说，这些表述突出了"医生对患者的疏离以及对患者的物化程度之深"。当我们阅读弗兰克尔的相关文章时，这句话看起来像他想对当今医学界传达这样的信息："一位优秀的医生……应当从客观出发，最终回归人性。"当代大众认为，公民群体有权利以医学发展程度为由对个人提出要求，比如在一些国家现已成为标准的器官捐赠原则①。因此了解弗兰克尔的观点将会十分有趣，因为他的读者能够从他的观点出发，重新思考当代的医学事件，从而进行自我判断。

---

① 德国相关法规规定，若亡者生前并未拒绝器官捐赠协议，默认亡者同意器官捐赠。

　　对我而言，弗兰克尔这番动人的演讲别有深意，它暗示着任何一位患者都是医生的映射，因此患者必须在更高的层面被"洞察"清楚。这便是"医生的人性……首先从患者身上发现了完整的人，然后又唤醒了患者中的人"。多么伟大的一句话！人需要映射与洞察，被命运打击或罹病多年的人更需要这种映射与洞察，而这种映射与洞察并非仅仅来自医生，更来自人们生活中的方方面面。而不论是在痛苦中寻找意义并将这种尝试付诸行动，还是在艰难的环境下找到一种合适的行为方式，都需要他人的帮助。任何一个纳粹集中营的囚犯都知道，"在任何地点，都有一个看不见的人在以各种方式观察他"。弗兰克尔反复强调"他者存在，他者存在的意义"，因为没有他者，人类便不可能认识自我、保护自我并直面生命。这说明弗兰克尔的文章具有强大的现实意义。人类是群居动物，我们需要通过人际交往赢得自我，发展自我，保卫自我，这才是最具现代性的思想[3]。

我希望本书能吸引更多的对医学感兴趣的读者，因为可以肯定的是，读了维克多·E.弗兰克尔的作品，你一定会受益终生。

约阿希姆·鲍尔（Joachim Bauer）[①]

柏林，2019 年夏

---

① 大学医学教授、内科医生、精神科医生和心理诊疗师，也是几本备受推崇的专业图书的作者。他从事神经科学的研究多年，目前在柏林生活、任教。

目 录

ÜBER DEN SINN DES LEBENS

VOM
SINN UND
WERT DES
LEBENS

I

———

✢

论生命的
意义与价值
（上）

　　在今天，谈论生命的意义和价值似乎比以往任何时候都更有必要，只是关键在于，我们是否应该及如何让这种谈论成为可能。在某些方面，今天要容易得多：我们现在再一次可以自由地谈论如此之多的事情——那些与人类存在的意义、价值以及人的尊严有内在联系的事情。然而，在其他方面，我们很难谈论意义、价值和尊严。我们必须问自己：今天还能如此轻易地使用这些词吗？这些词的真正含义难道没有受到质疑吗？近年来，我们难道没有看到太多的负面宣传对它们想要表达的或曾经想要表达的一切进行抨击吗?

实际上,最近几年的宣传反对任何意义,反对存在本身的价值,因为存在本身已经受到了质疑!事实上,这些宣传试图证明人的生命是无价值的。

自康德以来,欧洲思想成功且清晰地陈述了人类的真正尊严:康德本人在他的绝对命令①的第二条表述中说,万

---

① 绝对命令又被译为"定言命令",是指德国哲学家康德用以表达普遍道德规律和最高行为原则的术语。"命令",即支配行为的理性观念,其表述形式有假言和定言两种。命令的经典表述为,除非想要自己的准则变为普遍规律,否则你不应该行动。其中第二条准则的内容是:"不论是谁,在任何时候都不应把自己和他人仅仅视为工具,而应该永远认同'自身就是目的'。"这是道德准则在质料方面的要求。它是依据第一条准则推衍出来的。每一个人都认为"自己存在"这件事本身就是目的,具有价值。因此,以普遍化原则推之,他也应该同等对待其他理性存在者。——译者注

物皆有价值，但人还有尊严——人永远不应该成为达到目的的手段。而在近几十年的经济体系中，欧洲的大多数劳动者已经变成一种手段，变为单纯的经济生活工具。工作不再是达到目的的手段，也不再是生活的手段，甚至不再是为了获得食物的手段，而是一个人和他的生命、他的活力以及他"作为人的力量"，工作变成了一种目的。

接着，战争爆发了。在这场战争中，这个人和他的生命甚至成了死亡的手段。然后是纳粹集中营。在集中营里，即使是那些被认为只配得上死罪的人，也被充分利用到了绝对的极限。生命是如此地被贬低，人类是如此地被贬低啊！为了便于我们做出判断，请试着想象一下，一个国家打算以某种方式利用所有被判处死刑的囚犯，利用他们的劳动力，让他们一直工作到生命的最后一刻。也许是因为考虑到，这比立即杀死这些囚犯，甚至喂养他们一辈子更明智。

在纳粹集中营里，我们不是经常被告知，我们"不配喝汤"吗？这种汤是作为一天中唯一的一餐分发给我们的，而我们必须付出辛勤的劳动换取它。我们甚至还要在不值得被可怜的同时，被迫做出优雅的姿势，接受这个不应得的"礼物"：当汤被分发到每个人的手中时，每个"犯人"必须脱帽致敬。就像我们的生命根本不值一碗汤一样，我们的死也不值一颗子弹，只要一些齐克隆 B（Zyklon B）就可以了[①]。

最后，是在精神病院。在这里，很明显的是，如果一个人的生命不再具有"生产性"，那么即使只是以最悲惨的方式活着，他也会被宣布为"不配活着"。

---

① 是一种剧毒气体的商标名，最初是一种杀虫剂，由氰化氢制成，第二次世界大战期间被纳粹用来在奥斯维辛和其他集中营中进行大规模屠杀，约有 250 万战俘和平民因此被杀害。——译者注

但是，就像我们之前说的，在那时，即使是谬论也在被传播。这是什么意思呢？

今天，在人们的生活态度中，几乎没有任何相信意义的可能性。我们生活在一个典型的战后时期。虽然我在这里用的是一个新闻术语，但当今普通人的心理状态和精神状态被最准确地描述为"精神被轰炸了"。这本身已足够糟糕，更糟糕的是，我们同时在被压倒性地支配着，与此同时，我们会感觉自己依旧生活在战前时期。原子弹的出现加剧了全球范围内对灾难的恐惧，一种世界末日的情绪占据了即将结束的第二个千年。我们已经从历史中知道了这种世界末日的情绪，它存在于第一个千年的开始和结尾。众所周知，20 世纪有一种"世纪末日"的感觉，这并不是唯一的失败主义，所有这些情绪的根源在于宿命论。

　　然而，有了这种宿命论，我们就无法进行精神重构，因此我们必须暂时克服它。但是在这样做时，我们必须牢记一件事：今天，我们不能乐观地把近些年的变化所带来的一切都交给历史。我们变得悲观，变得不再相信进步本身，不再相信人类的高级进化可以自动成功。盲目信仰自动进步已经成为今天那些自鸣得意的自大分子的问题——这种信仰是反动的。今天，我们知道人类能做什么。如果人们在过去对周围世界的感知和现在对周围世界的感知之间，存在根本上的心理差异，那么对这种差异的最好解释如下：在过去，激进主义一直与乐观主义相结合；而现在，激进主义需要悲观主义。因为今天，每一次冲动的行为都基于这样的一种认识产生：没有任何形式的进步是我们可以信赖的。今天我们不能袖手旁观，因为我们每个人都决定了什么是"进步"以及"进步"的程度。在这一点上，我们意识到，实际上每个人都有可能取得内心的进步，而大众的进步最多由技术的进步组成，只有我们生活在技术时代，这种"大众的进步"才会令我们印象深刻。

我们现在的行为只能来自我们的悲观主义，我们仍然只能从怀疑的角度把握生活中的机会，而以前的乐观主义只会使我们陷入自满并引发宿命论，尽管会陷入一种乐观的宿命论。但是，请给我一个清醒的行动主义，而不是玫瑰色的宿命论！

一个人对生命意义的信念应该有多么坚定，才能不被这种怀疑和悲观粉碎。如果这种信念能够接受和承受这种怀疑与悲观，我们又该如何无条件地相信人类存在的意义和价值呢？此时此刻，当我们只能将信念诉诸理想主义或热情时，却发现所有的理想主义都已如此令人失望，所有的热情都已被滥用。最有可能找到理想主义和热情的是年轻一代，但是现在这一代人，今天的年轻人已不再有任何榜样。这一代人不得不经历太多的外部的动荡，而动荡的后果则是内部的崩溃。这一代人经历了太多，我们不能如此理所当然地指望他们保持理想主义和热情。

几年过去了，我们看到的是：所有的方案、口号和原则都完全丧失了信誉。任何事物都无法生存，因此，当代哲学认为世界是没有实体的，也就不足为奇了。但是，通过这种虚无主义、悲观主义和怀疑主义，通过"新客观主义"的清醒性，我们发现目标已不再是"新的"，而是变老了，我们必须为新的人性而奋斗。过去这些年的所见所闻无疑使我们不再抱有幻想，但它们也向我们表明，对人类而言，什么仍然有效，它们告诉我们，一切取决于个人。毕竟，一切过后剩下的是人，其他的一切无论是金钱，健康还是社会关系，都已化为虚无！人类不仅在最近的、过去的丑恶中生存了下来，也被留在了纳粹集中营的经历中。（例如，在巴伐利亚的某个地方，一位营长偷偷地用自己口袋里的钱，到附近集镇的梅西街为"他的"俘虏买药；而在同一个集中营里，集中营的长者自己也是一名囚犯，他却用最骇人听闻的方式虐待集中营里的其他囚犯。这一切都取决于个人！）

剩下的只有人——别的什么也没有了。在那些年里，他几乎失去了一切：金钱、权力、名望；生活、健康、幸福；虚荣、野心、人际关系；等等。这一切对他来说都是问题。所有不必要的东西都被烧焦了，所有不必要的东西都化为了灰烬。归根到底，人还是他原来的样子：只是群众中的一员，因此不是一个真实的人。不是一个真实的人，他是一个无名氏，是一个无名的东西，这个"他"现在变成了一个囚犯编号。否则，他就会成为他本质上的自我。

所以到最后，是不是还有一些事情需要做决定呢？我们不应该感到惊讶，因为"存在"（人类的赤裸归咎于此），只不过是一种决定。

然而，帮助人类做出这一决定的关键因素是他人的存在，特别是榜样的存在。这比任何谈话或写作都更有成效。因为存在总是比语言更重要。我们有必要扪心自问，"他人的存在"这一事实是否比写书或做讲座重要得多？每个人都以自己的存在的方式来实现这些内容，实现的方法也更有效。

当然，那些能够只因存在而起作用的模范人物是极少数的。我们的悲观主义知道这一点，但这正是激进主义与悲观主义同时存在的很重要的原因：这恰恰构成了少数人巨大的责任。一个古老的神话告诉我们，世界的存在只建立在 36 个人真实存在的基础上。只有 36 个！虽然是极少数人，但他们确保了整个世界道德规范的存在。这个故事还在继续：一旦这些个体中的一个被识别出来，可以说，在被周围环境和人类同胞注意到之前，他就被"孤立"了，然后马上就"死"了。这是什么意思？如果这样表达，我们就不会存在理解偏差：一旦注意到榜样中有任何教育倾向，我们就会开始感到愤恨，因为人类不喜欢像孩子一样被教导。

这一切证明了什么？过去又给我们带来了什么？这两个问题让我们确定了两件事：第一，一切都取决于个人，不管他有多少志同道合的同伴；第二，一切都取决于每个人是否用行动（而不仅仅是言语），创造性地使生命的意义在他自己的存在中成为现实。因此，我们必须反对近代的消极宣传，即反对"无意义"的宣传，我们希望新的宣传方式必须首先是充分表达个人观点的，其次是积极的。只有这样，它带来的整体影响才是积极的。

我们最初的问题是：在哪种意义或精神层面上，一个人现在仍然能够成为生命意义和生命价值的倡导者。但是，当我们谈到存在的意义时，存在的意义便受到了质疑；一旦我们明确地问起它，不知为何，它就已经被怀疑了。对人类存在意义的怀疑很容易导致绝望。在决定自杀时，人们就会产生这种绝望的念头。

我们在谈论自杀时，必须区分四个基本的内在自杀意愿的产生原因。它们在本质上是不同的。

第一，对一些人而言，自杀可能是一种结果——主要不是精神层面的，而是生理层面、身体层面的状态。这类人包括那些经历了生理折磨导致的精神状态变化并试图自杀的人，他们几乎是迫不得已这样做的。当然，这种情况从一开始就被排除在今天的讨论范围之外。

第二，一些人自杀的决心大小取决于自杀对周围环境的影响大小：那些想报复别人的人，他们希望自己的复仇导致其他人的余生都被负罪感所累，他认为其他人必须为自己的死亡感到内疚。我们在考虑生命的意义时，也必须排除这种情况。

第三，有些人的自杀欲望来自对生活的厌倦。但是，我们都知道，这种疲劳是一种感觉，感觉不是原因。一个人感到疲倦，感到筋疲力尽，并不能成为他们停止前进的理由。相反，一切都取决于坚持是否有意义，克服疲劳是否值得。这类人所需要的只是一个有关生命意义的答案，即让他们在持续厌世的情况下继续生活的答案。因此，这并不是对继续生活的反驳，这类人只有在认识到生命绝对的意义时，才有可能继续活下去。

第四，事实上有些人属于这一类，他们寻求自杀，因为他们不相信活着的意义，不相信生命本身的意义。这种动机导致的自杀通常被称为"资产负债表自杀"。因为这种情况几乎是由所谓的消极生活平衡造成的。这类人会创建一个"资产负债表"，比较他们所拥有的（贷方）和他们认为应该拥有的（借方）。他们会计算、权衡生活还欠他们什么，以及还能从生活中得到什么好处，然后他们计算出的负值将诱使他们自杀。为了探究具体的计算过程，现在，我们开始检查这张资产负债表。

　　通常，贷方列有所有的苦难和痛苦，借方列有一切没有得到的幸福和好运。但是从根本上讲，这种逻辑如果用于衡量人生，是不正确的。因为俗话说："我们存在于这个世界不是为了享乐。"在存在与应当存在的双重意义上，我们都认为这句话是正确的。任何没有亲身感受过的人，不妨参考一位俄罗斯实验心理学家的著作，他曾经在书中证明，通常人们经历的不满意的感觉会比快乐的感觉多得多。因此，人从一开始就不可能只为了享乐而生活。但享乐是必要的吗？是生命的全部吗？让我们想象一个被判处死刑的人，在行刑前几小时，他被告知可以自己决定最后一餐的菜单。看守进了他的牢房，问他想吃什么，比如各种美味佳肴，但是这个人拒绝了看守的所有建议。他心里可能在想："是否把美味的食物塞进胃里完全无关紧要，因为几小时后，我就会变成一具尸体。甚至大脑神经是否还能感觉到快乐似乎也毫无意义，因为两小时后，我的身体将永远被摧毁。"

每个生命都将面临死亡，如果这位死刑犯的想法是对的，那么所有的生命都毫无意义，但事实并非如此。如果我们只为快乐而奋斗，只追求尽可能多的、最高程度的快乐，我们就会发现，快乐本身不能赋予我们存在的意义。因此，缺乏快乐也不能剥夺生命的意义，这在我们看来应该已经很明显了。

有一天，一个自杀未遂的人告诉我，他当时的想法是先出城，然后饮弹自尽。但在实施时，由于时间太晚，有轨电车已经停运，他觉得有必要打车，这时，他发现自己为不想把钱浪费在乘坐出租车上而烦恼，最后他不可避免地因自己在临终前还会有这种不安而失笑。对这个一心想自杀的人来说，在面对死亡时吝啬金钱，一定是毫无意义的。

泰戈尔把人类对追求生活幸福的失望表达得多么美妙，他在这首诗中这样说道：

我睡去，
梦见生活就是享乐；
我醒来，
看见生活就是责任；
我工作后领悟到，
原来责任就是快乐。

通过这一点，我们表明了将在今后的研究中指引我们进步的方向。

所以，从某种程度上讲，生命是一种责任，是一种巨大的义务。生活中当然也有快乐，但生活中的快乐不能被追求，不能被"意志化"为快乐，相反，它必须是自发产生的。事实上，它确实是自发产生的，就像一个自然出现的结果一样。幸福不应该也永远不会是一个目标，它只会是一种结果。在泰戈尔的诗中，结果被称为责任（我们将在后面对此定义进行详细阐述）。从这个意义来说，无论如何，所有为幸福而奋斗的人，都注定会失败，因为通常好运只能落在自己的怀里，永远不能因被追求而得到。索伦·克尔凯郭尔说过一个睿智的寓言：通往幸福的门总是"向外"拉开的，也就是说，当人们试图推开通往幸福的门时，它反而会关上。

有一次，有两个厌世的人（一男一女）碰巧同时坐在我的对面。两人一字一句地一致表示，他们的生活毫无意义，他们"不再对生活抱有任何期望"。不知为何，两个人的观点似乎都是对的。然而，事实与之相反，我很快就发现有什么东西在等着他们：对男人来说，有一项未完成的科学工作；对女人来说，有一个住在国外的、似乎遥远而无法触及的孩子。从这个角度来说，正如我们评价康德时所说的那样，"进行一场哥白尼式的革命"是有帮助的。这是一个180度的概念转变，在认同了这一点后，问题就不再是："我能在生活中期待什么？"而是："生活对我有什么期望？生活中有什么任务正在等着我呢？"

现在我们也明白了，归根结底在于，生命意义的问题没有用正确的方式被提出。如果以一般的方式提问，我们就会发现：不是我们被允许去问生命的意义，而是生命在提问，在把问题指向我们。我们是被质疑的人，是必须回答的人，我们必须回答生命中不断出现的问题与基本的"生活问题"。生活本身意味着被质疑，而我们所有的回答都只不过是对生命的回应，对生活的负责。从心理学角度来说，没有什么能令我们害怕，我们没有未来，因为现在就是一切，因为今日包含生命永恒的新的生活问题。现在的一切都取决于人们对我们的期望，至于未来会发生什么，我们并不需要知道。关于这一点，我经常讲多年前刊载在报纸上的一则短篇故事。

一名被判无期徒刑的囚犯被驱逐到魔鬼岛，而恰巧"利维坦"号船在公海上发生了火灾。由于灾情严重，囚犯们被组织参加营救工作，这名囚犯救了十个人并因此被赦免了。如果有人在这名囚犯上船之前，在马赛的码头问他，继续生活对他是否有任何意义，他一定会摇头，那么我问你，他可能在等待生活中的一些什么呢？就像"利维坦"号上那个救了十个人的囚犯一样，谁也不知道我们等待的是什么，它会在哪个重要的时刻，在哪个独特的机会中以哪种特殊的方式出现。

生活向我们提出问题，在回答这些问题的同时，我们也能够认识到当下的意义。此外，生活提出的问题不仅会随着时间的推移而变化，也会因人而异：每个人在每一刻的问题都是完全不同的。

因此，我们可以看到，生命意义的问题如果不具体到此时此地提出，就会显得过于简单。在我们看来，如果不是聚焦于具体某时某刻的"生命的意义"，那就像记者在采访一位国际象棋冠军时问"现在请大师告诉我，有没有哪一步是最好的"一样幼稚。除了在一个非常具体的游戏情境或一盘棋的格局之外，会有一种走法，一种特定的走法是好的，甚至是最好的吗？

很多年前的一天，当我准备在某个地方举办一个关于生命意义的小型研讨会时，一位天真的年轻人对我说："嘿，弗兰克尔，希望你别生我的气，我今晚被邀请去见我未来的岳父岳母，因此不能留下来听你的讲座，请你快点儿告诉我，生命的意义是什么？"

无论现在等待我们的是什么，这个特定的"时刻挑战"可能需要一个意义非同寻常的答案。首先，我们的答案可以是积极的回答，我们通过行动给出答案，用已做出的行动或创造的作品回答具体的生活问题。但与此同时，一些事情也会留存在我们的记忆中。所以，现在我的意思是，也许我们最好用一个具体的经历给出答案。有一天，一位年轻人坐在我的面前，他刚刚质问我生命的意义是否存在。他的论点如下："你说得很容易，你建立了咨询中心，帮助人们，帮助他们理顺生活；但我是谁，我只是一个裁缝助理。我能做什么，我如何通过行动赋予我生命的意义？"
他忘记了，人在生活中的位置或从事的职业，从来都不是
问题，一切的关键在于他如何在生活中占据自己的圈子，
填补自己的位置。人生是否圆满并不取决于一个人的行动
半径有多大，而取决于他的圈子是否被填满。

在他独特的人生境遇中，他所遇到的每一个人都是不
可替代、不可模仿的，不仅仅对他而言是这样，对每个人
来说都是如此。生命赋予他的任务只属于他，也只有他需
要完成这些任务。一个没有充分完成自己相对而言更大的
生活圈的人的生活，不会比一个真正满足于自己更紧密的
圈子，并在圈子中找到任务的人更充实。在特定的境遇中，
即使身为裁缝助理，他也可以取得更多的成就。而且，那
些他已经做的和没有做的事情，可以让他拥有比他羡慕的

人更有意义的生活（如果他没有意识到他在生活中有更大的责任和不公正）。

　　"那么，失业者呢？"你现在可能会有这样的反对意见，但你忽略了这样的事实。一方面，工作并不是我们能够积极赋予生活意义的唯一领域。只有工作会让生活有意义吗？让我们问问那些并不是无缘无故向我们抱怨的人，他们的工作（通常是机械类的工作）是多么的没有意义，他们的工作只有无休止地累加数列，或没完没了地在生产线上单调地推拉机械杠杆。这些人只能在他们有限的空闲时间里让他们的生活有意义。另一方面，失业者拥有丰富的自由时间，也有机会赋予他们的生活以意义。但任何人都不应该认为我们如此天真，会低估经济方面的困难与绝望，或者在这种情况下的社会因素与经济因素。我们今天比以往任何时候都更清楚"先填饱肚子，再讲道德"能带

我们走多远。我们不再抱有幻想，但我们知道，没有任何
道德准则就狼吞虎咽是多么没有意义，这会对只注重消费
的人带来多么灾难性的后果。

最后，我们知道"道德"有多么重要：不管在何种情
况下，坚定生命无条件存在意义的信念，都能让生活变得
可以忍受。因为已经有了这样一个现实：如果饥饿有目的
或意义，人类就真的做好挨饿的准备了。

然而，我们不仅目睹了让没有"道德"的人挨饿是多
么的困难，也发现了在让这类人挨饿的同时，还要求他遵
守道德，是一件多么困难的事情。有一次，我不得不向法
庭提交一份一个十几岁的男孩的精神病学报告，这个男孩
在极度绝望的情况下偷了一个面包，而法庭提出了一个确
切的问题：这个男孩是否"低人一等"。从精神病学的角度

来看，他无论如何都不能被视为低人一等。但我在写这份报告时，并没有同时解释道，在他那时所处的特殊情景下，他必须是"高人一等"的，才能经受住诱惑！

不是只有行动才能赋予生命以意义，负责任地回答生活中的具体问题，同样可以探索生命的意义。我们不仅可以作为一个积极的行动者，还可以作为一个热爱生命的人来满足存在的必要性：在我们对美好、伟大的爱的奉献中。我可能应该试着用一些众所周知的话来解释一下，如何、为什么感受美能让生活变得有意义。但我更希望你能沉浸在以下的思维实验中。不论在心理上认为这有多么不可能，都请你想象一下，你正坐在音乐厅里，聆听自己最喜欢的交响乐，它在你的耳边回响，你沉浸在音乐中深受感动。此时，有人问你，你的生命是否有意义。如果我说在这种情况下，你只能给出一个答案，我相信你会同意我的回答，答案是："此刻是值得的！"

那些在体验自然而非艺术方面经验丰富的人，可能会有类似的反应，那些体验过另一种人生的人也是如此。我们难道不知道，当我们面对一个特定的人时，那种压倒我们的感觉吗？这种感觉大致可以概括为：只是"这个人存在于这个世界"这件事，就使这个世界和其中的生命变得有意义。

我们通过行动赋予生命意义，但也通过爱，最终通过苦难赋予生命意义。因为人类处理痛苦的方式的限制，他们的行为和他们爱的能力可能会被影响。但他们面对的这些限制，就像他们所承受的痛苦一样，让他们仍旧活得有价值。

　　所以，如何应对困难才能真正体现我们是谁，也能让我们活得有意义。我们不应该忘记体育精神，不应该忘记那种独特的人类精神！运动员除了为自己制造困难，还能做些什么，来让自己通过克服困难而成长呢？当然，总体而言，为自己制造困难是不可取的。只有当这种不幸通过命运而来，不可避免、不能忽视时，这种不幸造成的痛苦才是有意义的。

　　换句话说，如命运般发生在我们身上的事情，肯定会以某种方式塑造我们。歌德[①]曾说："任何困境都可以因成就或耐力变得高尚。"我们要么改变命运（如果可能），要么接受命运（如果是必须的）。在任何一种情况下，我们都

---

① 约翰·沃尔夫冈·冯·歌德（1749—1832），德国作家、科学家和政治家。

只能通过这种不幸经历内心的成长。现在我们也明白了霍尔德林①的这句话："如果我遭遇不幸，我将站得更高。"

　　人们只是抱怨他们的不幸或他们的命运是一件多么误入歧途的事啊。如果没有命运，每个人会变成什么样子呢？如果不是在它的锤击，甚至是在它的折磨下，我们的生存还能有什么形式呢？那些反抗命运的人，那些在他们无法获得帮助，也肯定无法改变的情况下依旧反抗命运的人，没有领会命运的真正含义。命运真的是我们生命中不可分割的一部分，即使它是最微小的一部分，也不能在不破坏整体的情况下，从这个整体中，即从我们存在的结构中分离。

---

①　弗里德里希·霍尔德林（1770—1843），德国浪漫主义诗人和哲学家。

　　所以，命运是生活的一部分，苦难也是。如果生命有意义，那么苦难也有意义。因此，必要、不可避免的痛苦也有可能有意义，并且，这种认知得到了普遍的认可和欣赏。几年前，我听说英国童子军组织为三名男孩颁发了最伟大的成就奖，他们因什么而获奖呢？三名男孩虽然病入膏肓躺在医院，但仍然勇敢而有尊严地忍受着沉重的命运。这个奖项表明我们共同拥有一个明确的认识：承受命运中的真正痛苦是一种成就。实际上，这是最高的成就。因此，如果更仔细地研究，我们会发现上文引用的歌德句子所给出的另一种选择不再是完全正确的，这不是成就或耐力的问题，在某些情况下，忍耐本身就是最大的成就。

　　在我看来，关于真正的苦难中的精髓，也许里尔克[①]的

---

① 　赖内·马利亚·里尔克（1875—1926），奥地利诗人。

话已经表达得很清楚了，他曾经喊道："我们必须经受多大的痛苦！"德语只有"工作到底"这个词广为人知。但里尔克意识到，我们人生中有意义的成就也可以在苦难中实现（当然也可以在工作中实现）。

不管怎样，一次只能用一个选择赋予生命意义，赋予当下意义。因此，在任何时候，我们只需要对生活每一次向我们提出的一个非常具体的问题进行回答，并做出决定就好。由此可知，生命总是在为我们提供让生活充满意义的可能性，总有一种选择是有意义的。我们还可以说，人类的存在就是有意义的，只要我们还有一口气，只要我们还在呼吸，只要我们还有意识，我们就有责任回答生活向我们提出的问题。一旦我们认同人类这一伟大的基本真理，上文所说的就一点儿都不会让我们感到惊讶——作为人，就是要有意识和有责任感！

但是，如果生命总是因可能性而有意义，如果它只取决于我们是否在每一个瞬间都充满了各种可能性的、不断变化的意义，如果实现生命意义这件事完全是我们的责任，也只需要我们的决定，那么我们也肯定知道一件事，一件毫无意义的事——放弃生命。自杀绝不是任何问题的答案，自杀永远不能解决问题。

早些时候，我们用象棋比喻人在人生中所处的不同位置，因为人总是面临生活中的问题，就像走一步象棋一样。我们想说明生活中的问题如何才能被视为一个具体、特定的问题，一个与另一个人、另一个情景、另一个特定的人和特定的时刻相关的问题，一个此时此刻存在于此的问题。因此，再说一次，我们必须把国际象棋当作一个比喻，必须明白，试图通过自杀"解决"生活中的问题是多么的荒谬。

让我们想象一下：一位棋手遇到了一个关于象棋的难题，他找不到答案，这时他会怎么做？把棋子从棋盘上摔下来？这能解决象棋的问题吗？当然不能。

自杀行为也是如此：他抛弃了自己的生命，并认为自己由此找到了一个似乎无法解决的人生问题的解决方案，但他不知道这样做是对生活规则的蔑视。就像上文中我们提到的棋手把棋子摔下棋盘，无视棋局规则一样。这种规则是什么呢？在这种规则下，一个棋局问题可以通过移动一个骑士、一个城堡或任何一个棋子解决，至少是通过一个简单的下棋步骤，而不是通过落子之外的行为解决的。而现在，自杀无视了生命游戏的规则。其实这些规则并不要求我们不惜一切代价赢得胜利，但确实要求我们永远不要放弃战斗。

　　也许现在有人会反对这种观点，这些人承认"自杀行为违背了所有的理由"，但他们认为"面对最终不可避免地会降临到每个人身上的死亡，生命本身难道不是毫无意义的吗？死亡难道不会让我们所拥有的一切，从一开始都显得毫无意义吗？（因为没有什么能不朽）"我们可以试着从另一个角度回答这个问题。我们扪心自问："如果我们是不朽的呢？"对此，我们可以给出答案：如果我们是不朽的，那么我们可以推迟一切事情，真正地推迟一切事情。因为无论我们现在、明天、后天、一年、十年或任何时候做一件事，都没有区别。没有死亡，没有尽头将笼罩着我们，我们的可能性不再是有限的，现在我们可以毫无理由地做一件特定的事情，或者让自己妥协于刚刚经历的事，因为我们有时间，我们会有无限的时间。

　　但事实与此相反，事实也只有一个，即我们是凡人，我们的生命是有限的，我们的时间是有限的，我们的可能性也是有限的。这个事实使我们可以做一些事情，开发一种可能性，并且投入我们的时间实现它，让它成为现实，这一切都是有意义的。死亡成为我们这样做的动力，因此，死亡也构成了我们的存在行为应成为一种责任的前提。

如果我们以寿命的长短来看待事物，那么，从本质上讲，事物可能会被证明与人类生命的长短无关。生命的持续时间长，并不能自动使它有意义，生命的持续时间短也不会使它没有意义。如果把一个人的一生比作一本书，我们也不会以书的页数来判断书的深度，通常我们只会看这本书所包含内容的丰富程度，人的一生也是如此。

这时，我们也应该在这里讨论另外一个问题：一个没有生育后代的人，他的生命是否仅仅因为这个事实而变得毫无意义。对此，我们可以回答：一个生命，一个独立的个体就是有意义的，而且我们必须保持它的意义。如果不参与这种复制、繁衍，不参与我们称之为高度虚幻的生物学的"永生化"，这个独立的生命就没有意义，那么这个生命也永远不可能仅仅通过繁衍寻求"永生"并获得意义。因为使原本"无意义"的东西永生这件事本身就是毫无意义的。

由此我们可以看出，就像人类的苦难一样，死亡是生命中有意义的一部分。苦难与死亡都没有剥夺人类存在的意义，而是使其有意义。而正是我们在这个世界上的唯一性、生命的不可挽回性，以及我们在生命中所实现或未能实现的一切事物的不可挽回性，赋予我们存在的意义。但个体生命不仅仅因整体的独特性而被赋予重要性，生命中的每一天、每一小时、每一个时刻的独特性也是如此。个体生命代表着某种东西，使我们的存在承载着可怕而美丽的责任重担！任何一个我们感到不满足或不完全满足的时刻，都被剥夺了，被"永远"剥夺了。相反，如果我们抓住这一时刻所取得的成就，并且将其放进现实，那么它就只是通过成为过去而被"抵消"了。事实上，从某种意义上讲，这个时刻确实被保存了下来。从这个意义上说，"曾经"也许是最安全的存在形式。因为以这种方式保存的现实，暂时不会再受到伤害。

从生物学和物理学的角度来说，我们的生命在本质上是短暂的，这一点没有任何人能避免。当生命结束时，还有多少东西能被保存！生活还会留下的，我们还会留下的，能比我们的生命更长久的，是我们在世时所取得的成就。这些成就会继续发挥作用，对我们产生影响并超越我们自身。生命的影响变得无形，变得像镭一样，在镭的"寿命"

（众所周知，放射性物质的寿命是有限的）中，其物质形式不断地转化为辐射能，并且永远不会回到最初的物质属性。我们自身散发的"电波"向世界产生的"辐射"，是在我们身体逝去时，还会留下的东西。

有一种简单的方法（几乎可以说是一种诡计）可以展示我们的存在所承载的责任有多么沉重。我们只能满怀喜悦地面对这种责任，却始终不知如何正确承担它。这里有一种假设，即名为"如果"的公式，它在形式上类似康德著名的格言："像你是第二次活着那样生活，像你第一次做错了事情那样生活，像你现在就要做的那样生活！"

从本质上来说，我们的生命是有限的，在遥远的未来可能也要面对死亡，但死亡不是唯一让我们的存在变得有意义的事情。本质上，"生命是有限的"使我们与他人的关系，以及我们的个人生活变得有意义。这意味着我们是不完美的，我们的内在存在局限性，这些事实可以在人类的不同特征中看到。但是，在我们考虑自己的不完美有何意义之前，我们必须先探索一个问题：人类对自己的不完美和不足之处感到绝望，这种绝望是否有存在的理由？因为我们必须问一问：那些用"应该怎样"衡量自己"存在"的人，那些用理想衡量自己的人，是不是完全没有价值。他可能对自己感到绝望，这在某种程度上证明了他的绝望，甚至在某种程度上剥夺了他们取得胜利的权利。如果这些人认为自己一文不值，也没有理想，他们还能坐下来评判自己吗？一旦他们察觉到理想的存在，他们与理想的距离不就证实了他们并没有完全背离理想吗？

现在，对不完美和特定失衡问题的回答是：我们不要忘记，虽然每个人都是不完美的，但是每个人都在以不同的方式不完美，每个人都在"以自己的方式"不完美。虽然每个人都不完美，但却是独一无二的。如果以积极的方式表达，每个人都可以变得不可替代，变得无法被其他人取代，无法改变。

为了证明这一点，我们引用一个生物学领域的模型。最初，在生物的进化过程中，细胞被认为具有任何能力，一个"原始"细胞可以做任何事情，它可以进食、移动、繁殖和以某种方式"感知"环境等，而单个细胞只有在细胞进化为更高形式的有机细胞群的缓慢进化过程中，才会变得专门化，这个过程会使单个细胞最终只被用于实现某个单一功能。根据整个有机体逐步分工的原则，细胞以其能力上的普遍适用性为代价，获得了相对功能上的不可替代性。举例来说，一个来自视网膜的细胞不再进食、不再移动，也不再繁殖，但它还能做一件事——看见事物（并且可以做得非常好）。因此，它在特定的功能中变得不可替代。它不会被皮肤细胞、肌肉细胞或其他细胞取代。

正如上文所讨论的，生命的严肃性证明了寻找意义的必要性，因为生命的严肃性证明了我们存在的唯一性和我们的责任。我们现在可以看到，人类不完美的本性是有意义的，因为它代表了我们本质的、内在存在的个性正在被积极地看待。然而，这种积极的价值观不只基于不完美的个性本身产生，与单个细胞对整个有机体的功能价值类似，每个人的独特个性都通过其与整体（即人类社会）的关系获得价值。只有当个性不是为了自身而存在，而是为了人类社会而存在时，个性才是有价值的。一个显而易见的事实是，每个人的指尖上都有完全不同于他人的纹路，这种独特的纹路只与犯罪学家进行犯罪研究或对特定罪犯的调查有关。但每个人的这种生物学上的"个性"并不能自动让人变成一种拥有特有人格的人或一个更鲜活的人，它的独特性必须对社会产生价值，因为只有这时，它的独特性才能发挥价值。

　　如果我们试图用一个公式总结存在的独特性和每一个人的独特性，这种独特性就是"为了谁"。换句话说，这种独特性是专注于他人和社会的——这个公式可以提醒我们，人类对生命的严肃性负有可怕而光荣的责任。正如那句被希勒尔[①]当作座右铭的名言："如果我不做，还有谁会做？"但如果我只为我而做，那么我又是什么呢？如果我现在不做，那么我什么时候做？"如果我不做"，这就是每一个人的独特性；"如果只为我而做"，这就是无价值和无意义的独特性，除非它是一种"服务性"的、为他人而做的独特

---

① 　希勒尔·哈·撒极（Hillel Ha-Zaken），习称大希勒尔。

性；"如果我现在不做"，这就是每个个体所面对的情况的独特性！

　　现在总结一下关于"生命的意义"的话题，我们可以得出结论：生命本身意味着被质疑，意味着回答生活提出的问题，每个人都必须为自己的存在负责。对我们来说，生活不再是一种给予，因为生活会赋予我们任务，生活的每一刻都是一项任务。因此，这意味着生活越困难，就越有意义。运动员和积极探险的攀岩者会向困难发起挑战。当攀岩者在岩石中发现另一个困难、发现一个更困难的任务"变种"时，他会有多么高兴啊！在这一点上，我们必须注意到这类人的生命意义。在他们对"存在的理解"中，他们比仅仅把自己的生命理解为一项任务的人走得更远，因为他们体验到了"赋予"他们任务的生命真谛以及生命的神圣之处！换言之，这类人将他们的生活视为神圣的使命。

　　总而言之，关于"生命的价值"这个问题，我们能说些什么呢？赫贝尔①的话也许最恰当地表达了这种观点，他说："生活不是某件事，而是能去做某件事的机会！"

---

① 　弗里德里希·赫贝尔（1813—1863），德国诗人和剧作家。

VOM
SINN UND
WERT DES
LEBENS
II

✝

论生命的
意义与价值
（下）

我们在上一次讨论中试图得出的结论是：如果生活有意义，那么苦难也一定有意义。

当然，疾病是痛苦的一部分。我们称其为"一部分"，是因为"痛苦"和"疾病"不是一回事。一个人可能会在没有生病的情况下感到痛苦，也可能会在没有痛苦的情况下生病。痛苦是如此纯粹的人类问题，它本身已经是人类生活的一部分，在某些情况下，"无痛苦"实际上可以成为一种疾病。

我们可以观察到，这一点尤其会出现在那些通常被称为"精神疾病"的情况中，即在精神方面的疾病中。因为心智实际上不会生病，认知维度只能是真的或假的，有效的或无效的，但它永远不会生病。唯一会生病的、会痛苦的，是心理。然而，在心理疾病中，尤其是那些不是由心理本身引起的，而是由身体情况引起的心理疾病中，换句话说，就是在所谓的精神障碍中，很多案例表明，无法忍受痛苦本身就是一种症状。

一个感染了梅毒的人，在几年或几十年后会受到某种程度上的威胁：他有一定的可能性患上一种脑病，即"神经性全身麻痹"①。如果他不知道自己是否患病，通过在特定的时间或特定的间隔期检查他的脑脊液，医生可以准确并肯定地确认他是否属于这个受到威胁的群体。通常，人们害怕这种精神障碍发作。这种对神经性全身麻痹的恐惧本身就具有病理特征，换句话说，它可以被夸大到病理层面和神经质层面。但是，如果真的有人患上了神经性全身麻痹，那么我们能观察到什么？我们会发现，在那一刻，他将不再害怕疾病！为什么？因为麻痹的症状一般包括使患者处于一种温暖和满足的情绪中，这意味着他不会感受到痛苦。

医生通常会注意不在病人面前，甚至不和他面对面地宣布对某种可怕的严重疾病的诊断，如神经性全身麻痹。

---

① 又称"麻痹性痴呆"（General Paresis of Insane, GPI），是由梅毒螺旋体侵犯大脑引起的一种晚期梅毒的临床表现，以神经麻痹、进行性痴呆及人格障碍为特点。

只有在一个人真正患有神经性全身麻痹的情况下，这些担忧才能被放下。医生这时可以坦率地向患者解释疾病的确切性质：他会微笑着说诊断是不正确的；然后，如果医生指出患者甚至不能正确地说话，后者会保持心平心和，就像在这种情况下通常人们会做的那样，将自己的语言障碍归咎于他的坏牙齿或假牙。

任何一个能让正常人印象深刻或沮丧的事情，都超出了一个因心理疾病而丧失了承受痛苦能力的人的能力范围：这些事根本无法感动他，对他也不会产生任何影响。我们以进入精神病院为例。我记得一位全身瘫痪的患者在医生第一次检查新入院患者的房间时，带着愉快的微笑和仿佛无人能破坏的快乐心情向我们打招呼，说他很高兴能和我们在一起。当后来因准备做腰椎手术而穿刺时，他也没有表现出任何恐惧情绪，只是说："当然，我知道你为什么对我做这些事——为了不让我感到无聊。"在穿刺的过程中，他一定感到了刺痛，事实上，他确实发出了一声似从沉思中醒来的："啊！"但他马上又补充道："这不是很棒吗？"

　　如果你忽略了一个事实，即患有精神疾病的人尤其是精神疾病患者已经失去了普通人都具有的承受痛苦的能力，那么有一天，发生在他身上的事情可能也会发生在你身上。有一次，我在一家精神病院值班，并被叫到了一个新入院的患者面前。当我到了那里时，我看到了一位年长的女人和一位年轻的女人，二人显然是母女关系。母亲表现得非常激动，哭喊着这一切是多么的可怕，而女儿则试图保持平静并安慰她的母亲，她一直说一切都会好起来的，等等。在需要向患者提问时，我转向痛苦的母亲并询问患者是哪一位，她将手指指向她女儿的背后——那就是患者！患者本人一点儿也不难过，也没有因被送进疯人院而特别担心。

因为她的病，她对疯人院有反应，当然不是每天都有的反应，而且反应肯定都是不太愉快的、相对冷漠的。在这种情况下，如那位母亲一般对不正常情况的不正常反应（情绪激动）就是正常行为。

矛盾的是，也有一些精神障碍会导致患者因为无法忍受痛苦而痛苦！事实上，有一种特殊形式的忧郁与通常形式的忧郁不同，它不会因悲伤或焦虑的感觉产生抑郁。确切地说，这种病的患者只会抱怨他们既不快乐，也不痛苦。他们根本不能产生任何情感，无论是愉快的还是不愉快的，因为他们的情绪很迟钝，在情感方面十分冷淡。事实上，这些患者会抱怨他们甚至不能哭，他们仅仅因为自己不能体验痛苦而感到沮丧，这是精神病学家所能看到的、最可怕的绝望形式之一。这时我们发现，认为苦难属于生命本身，是一种多么深刻的认识啊！

但对所有人来说，这一事实并不像乍看上去那么奇怪。在正常的生活中，人们通常知道，我们感受到的苦难程度实际上取决于对生活的投入程度。因为如果让我们诚实认真地问自己，是否想抹去过去悲伤的经历（也许是从我们的爱情生活中），是否想要错过一切痛苦或诱导痛苦的事件，我们肯定会说"不"。不知为何，我们知道，正是因为经历了生活中的这些无快乐的时期，我们才能够成长与成熟。

此刻，有人可能会反驳说这是诡辩，是在耍花招。我怎么不问那些正处在痛苦当中的人，问他们是否在心甘情愿地接受自己的痛苦？为了解答这个问题，让我们看看以下这些直白、鲜活的案例。

距今不到一年前，纳粹集中营的囚犯们还在壕沟里辛苦地劳作，他们用手中的锄头挖凿结冰的泥土，泥污乱溅。

一旦看守走开，暂时无人监视时，他们就会放下手中的铲子和锄头并开始交头接耳，谈话的内容千篇一律，始终都离不开一个话题：食物。

他们彼此交换自己喜欢的食谱和菜单。一个人问另一个人最喜欢吃什么菜，然后罗列一大堆美味。他们想象着有朝一日，离开纳粹集中营后，能够请对方吃什么。但他们并不期待解放日，这不是因为他们想要继续沉浸在美食的快乐中，而是因为一个令人意想不到的原因：这种被迫除了填饱肚子什么也想不了的处境，可能会持续到一切结束。在那种忍饥挨饿的状态下，你无法考虑其他任何事情，除了现在是 9:30、11:30 还是 12:00，是午间休息还是夜晚来临前；还要饿着肚子在这个冰沟里挨上多久；何时才能回到营地，在厨房里端起那碗热汤。当时，他们多么渴望拥有正常人应有的痛苦，比如真正的人类问题和人类矛盾，而不是这些有辱人格的问题，如进食或饥饿、寒冷或睡眠、劳作或挨打。带着深深的忧郁和悲伤，他们开始回想自己拥有正常人的痛苦、问题和矛盾的日子，而不是想着拥有动物的痛苦和危险的现在；思考未来时，他们又衷心地渴望一个要经受痛苦、问题和冲突才能生存下来的国家。

我们确实必须受苦，但要遭受身为人类本身就会遭受的、那种特殊形式的、有意义的痛苦。

之前已经讲过，实现意义有三种主要的途径：第一是做事、行动、创造；第二是体验，如体验自然、艺术或者爱别人；第三是发现不可改变的、注定的、不可避免的被人生限制的价值并主动适应限制，做出反应，接受命运。在生命历程中，人类必须做好准备，随时改变实现意义的途径。由于每时每刻所面临的挑战不同，所以有时候改变会来得很突然。

我们在上文中已经指出：生命的意义只能是很具体的，是具体到某一个个体、某一小时的。也就是说，生命向我们提出的问题会随着人和情况发生改变。这里我想举个例子说明：改变实现意义的途径既可能是命运的要求，也可能是当事人主观的选择。

一位原本从事广告平面设计的年轻人因患脊髓肿瘤突然失业。肿瘤很快导致他的手臂和腿出现麻痹症状。现在，他无法继续按照原来的途径实现生命的意义，他被推到另一边，被迫选择另一种完全不同的途径。主动体验变得越来越遥不可及，于是他开始从被动体验的、自身受限的处境中找到意义，从有限的可能性中汲取生命的意义。他是怎么做的呢？住院期间，他阅读了大量的书籍，读了他以前做设计师时没有时间读的书。他从收音机上听音乐，与其他患者一起畅谈。所以，他退回到了通过被动融入世界实现生命的意义、回答生命问题的存在领域。

　　因此，可以预见的是，这位勇敢的年轻人绝不会认为自己的生命已经变得毫无意义（即便是在受限的情况下）。后来，他的病情进一步恶化，到了双手无法拿稳一本书的程度，肌肉也已极度萎缩。他不能再戴耳机，因为这会让他产生剧烈的头痛。最后，连说话都变得困难了，他也无法再与其他患者畅谈。所以，这位年轻人再一次被命运拒之门外，他从之前创造价值的领域，到了现在体验价值的领域。这就是他在生命走向尽头的日子里所面临的处境。但是，他依然能从这种状态中找到意义，这仅仅是因为他接受了自己的处境，这位年轻人很清楚自己时日无多。我记得很清楚，他离开的那个下午，我查房时看到的他的状态。在我经过他的床边时，他向我点头致意。尽管说话困难，他还是告诉我那天早上主治医生在查房时，他无意中听到，纪教授准许在他临走前的几小时内给他注射药物以缓解他的痛苦。

他继续说道，他从前一天晚上开始，就感觉自己快不行了，所以恳求我现在就给他注射药物。这样，到了晚上，护士就不用因为他的事再专门打电话给我，也就不会打扰我休息了。在生命的最后几小时里，这位年轻人还在想着怎么样避免给他人造成麻烦。除了他在整个患病过程中所表现的勇敢，仅凭他的这句话，就可以看出他拥有了不起的成就——他有一种在自己生命的最后时刻还为他人考虑的心愿！

所以，如果我现在说，世上没有哪种广告图形取得的成就（包括这位年轻人在做平面设计师期间创作的图形）能够与这位年轻人在生命最后取得的成就相媲美，你应该可以理解吧。可以看到，疾病不一定就会导致意义的丢失和匮乏。相反，某种具体的可能性总会存在某种相应的意义。即便是失去了身体的某一部分，生命的意义也不一定会丧失。

我们来看看下文的这个案例。

一天，奥地利一位备受尊敬的法官被带到我上班的医院。动脉硬化让他第一次尝试用一条腿走路。他在我的帮助下离开了床，然后开始用一条腿在房间里吃力地跳来跳去，像一只麻雀一样。接着，他突然痛哭流涕。我握着他的手，看着这位德高望重的可敬老者在我的面前哭得像个孩子。"我受不了。这样活着还有什么意义！"他乞怜似的说道。然后，我看着他的眼睛，坚定而又半开玩笑地问："先生，请告诉我。您是打算成为一名短跑运动员还是长跑运动员？"他惊愕地抬起头看着我。我继续道："因为那样，也只有那样，我才能够理解您的绝望以及您刚才的话。如果是那样，您的确已经亮出了底牌，继续活着也的确毫无意义。因为您确实再也不能作为一名短跑运动员或长跑运动员了。但对一个像您这样一生都充满意义地活着的人来说，一个在专业领域功成名就的人来说，仅仅失去了一条腿会让您失去整个生命的意义吗？"他立刻明白了我的意思，破涕为笑。

所以说，疾病不等同于意义丧失，有时疾病甚至会带来好处。为了证明这一点，我想向你讲述一件发生在纳粹集中营中的事。在那里，我遇到了一名之前就认识的年轻女子。我在集中营里见到她时，她的状态非常糟糕，已经病入膏肓，而她自己也明白这一点。就在她临死前的几天，她对我说："我要感谢命运把我带到这里。在我此前的生命里，我一直想做一个有修养的人，却没能很认真地去做。但是，我对现在发生的这些事情感到很开心，因为现在一切都变得很严苛，所以我可以，也必须证明自己。"她在说这些话时，看起来比我以往认识的那个她要开朗得多。从这个角度说，她是幸运的。她做到了里尔克对人类每个个体的要求和期许：死得其所！换句话说，就是让死亡变为生命整体意义的一部分，即使死，也死得有意义。

因此，倘若我们发现有人不把疾病和死亡看作一种损失，而看作一种收获，甚至是礼物（承认死亡是生命整体意义的一部分），我们也无须对此感到惊讶。

　　我面前摆着一封信，我要强调这封信不是写给我的，所以写信人当然也猜不到我会把他的信当成案例。不过在分享这封信之前，我要向大家介绍一下故事的背景。

　　一名男子突然患上了一种严重的、危及生命的脊髓病。为了得到更好的照顾，他住进了维也纳城外一位女性朋友的家里。他的朋友们咨询了欧洲最有名的专家，专家表示通过手术治愈他的病症的可能性不大。手术的成功率只有 5%，最多有 5%。朋友写信将这些情况转达给这位患者的女性朋友。在女屋主和这位患者共进早餐期间，不知情的女仆将这封信放在托盘上带进了房间。所以，在我手里拿着的这封患者亲手写的信里，他说道："我不可避免地看到了信……否则她一定会打破一直以来的习惯，而我也会得出自己的结论……一天，我记得很清楚，一位朋友催促我和他一起去看当时正在上映的第一部有声电影。电影讲了有关泰坦尼克号①的故事。其中弗里茨·科特讷（Fritz Kortner）凭借精湛的演技，在剧中扮演坐着轮椅的瘫痪诗人。诗人在经历了徒劳的反抗之后，任由海水漫过他的身体，他一边在嘴里吟咏着祷文，一边坚定、决绝地带领一群人走向注定的死亡。从电影院出来后，我完全被震住了，心想坚决地面对死亡一定是命运赐予的礼物。现在，我自己的死亡也被赐予了这样的礼物。我可以再次检验我的斗志，但从一开始，这场战斗就与胜利无关，我想聚集我全部的力气，将它当成最后一场体育锻炼。我想在不使用麻醉剂的情况下，尽可能久地忍受痛苦。'打了败仗'这一表述不应该存在于我们的世界观之中。参与战斗本身才最重要。

"在读了信（信的内容包括那位教授的建议）后，晚间

---

① 电影为由杜邦导演的《亚特兰蒂斯》（1929），该电影根据一部关于泰坦尼克号灾难的舞台剧改编。

我们播放了布鲁克纳[①]的《第四交响曲》。我内心的一切都是流动的、宽慰的。顺便说一下，我每天都在算自己大概还能活在世上的时间，但我并不感到悲伤。祝你一切顺利。"

至此，应该没有人再反驳我"一切只是说说而已"。大家也看到了，现实中，这位患者在面临死亡时，正以我认为可能且必要的方式，坚持自己的态度。写这封信的人存在语言障碍，但他却用行动证明：命运迫使我们去做的事也能让我们实现价值。我想大家现在都清楚，疾病和死亡带来的意义不会因为缺乏任何外在的成功或失败受到影响，也明白这是一种内在成功，而内在成功是否存在与外在失败无关。我们也明白了，这一切不只针对特定情况，它适用于每个人的生命，每个人生命中的所有阶段。我们的人

---

① 安东·布鲁克纳（1824—1896），奥地利作曲家，浪漫派音乐家代表人物之一。——编者注

生之所以不成功，是因为我们所理解的成功仅仅是外在成功。但是没有哪种外在成功，哪种影响（包括生物学和社会学的影响），能够保证它会比我们的生命存在得更久，甚至永不消失。而内在成功，即内在实现的生命意义，一旦达成就是永恒。

事实上，即便我们时常要到生命快结束时才能达成"内在成功"这一目标，也依然不会减损生命的意义，这反而会让生命的结尾真正实现圆满。日常事例很难向大家证明这一点，艺术倒是为我们提供了很多证据。例如，在美菲尔的小说《征服死亡的人》（*Der Tod des Kleinbürgers*）中，主人公是一位既保守又小气的小市民，他的一生充满了痛苦和烦恼。他生病了，被送进医院，却从此开启了一段与死神英勇抗争的故事。如果他熬过元旦这一天，他的家人将会领到一笔赔偿金；如果是在那之前离开，则分文没有。

在这场与死亡抗争的战斗中，在他为了活过元旦而努力的过程中，在这场为了家人的奋斗中，这个朴素而天真的男人展现出了只有诗人才能刻画的人类伟大的一面。

列夫·托尔斯泰的《伊万·伊里奇之死》中也描述了一个类似的故事，小说主人公也是一个吝啬的小市民，他一开始为死亡和碌碌无为的过去感到绝望。但事情渐渐发生了转变，也因为这一改变，他庸碌的人生有了意义。事实上，正是因为有过一段庸碌无为的经历，他才会把自己的整个生命献给有意义的事。

以上内容都证明了一点：即使是生病的人，甚至是濒临死亡的人，他们的存在也绝不是毫无意义的。现在，我们必须面对这个问题：谁有权利断言患者或者垂死之人是没用的，他们不配活着？首先，我们要无视"患病个体的生命只是为了帮助人们发现新疾病或发明新疗法"这一说法的实践价值和有效性。为什么要从一开始就摒弃这种评价立场呢？

因为在我看来，只有患者才有权站在这样的立场。他们站在自己的立场，有理由询问自己的生命会对科学产生什么价值？众所周知，有很多人在死后会把遗体捐赠给医学研究机构，用于解剖研究，从而促进科学的发展。然而，从医生的角度来看，这种对人类高度客观的评价是他不能接受的，因为医生眼里的患者不是一个人，而是一个病例。助理医生在带领主治医生查房时，会向他介绍某某患者是"一个某某病例"。总体来说，医生的确倾向于治疗一种疾病，而不是一个人或患者本人。我们也经常听到医生有这样的表述：这是一个某某病例。请注意，这句话开头用的是"这"，而不是"这个人"；然后用了"是"，而不是这个人有什么病的"有";最后用了"一个",泛指任意一个病例,仅仅指某一种疾病的代表(有时还会加上病例编号)。这些信息构成了所谓的病理资料,这些表达也在不知不觉间成了医疗界的"行话"。这足以充分说明医生具有对患者进行人性分离和客体化的强烈倾向。

因此,一名优秀的医生总是会将自己从客观性拉回人性。客观性的威胁越大(对精神障碍的病例尤为如此),他就越要迫使自己回到人性的角度看待这件事,或许只是偶尔问一问自己:"没错,这是一例精神障碍病例。那么,如果我是他,我会怎么做?"这个问题涉及别的方面,此处不必深究。但这种向人性的回归,这种从纯事实、纯科学的立场向人的立场、医学的立场的转变,可以表明是医生身上的人性最先发现了患者身上人的特性(这对于精神科医生来说十分重要），同时这种转变也会唤醒患者身上的人性（这对于精神障碍的治疗至关重要）。

在上述问题中我们发现，连患者的生命对人类社会与科学进步仅有的价值都被用来提问，这种提问实际上反映了一种非人性的、非医学的观点，一种彻底物化与贬低人类的立场。我们要从源头上抵制这种观点与立场。即便是精神病患者，对我们而言也不应该只"是"一种疾病，他们首先是一个人，一个"有"病的人。

有这样一个患病的人，她的人性不仅体现在她的疾病上，更体现在她对疾病的态度上。很多年前，我认识了一位年长的妇人，她患精神疾病多年，不断受到幻觉的折磨。她总是听到有声音在批评她所做的一切，这种批判是带有嘲弄性的。她处于一种极为痛苦的状态，但她却以最

积极的方式回应可怕的命运！她与自己的命运达成了最大
程度的和解！她所做的事可以清楚地说明这一点：在描述
自己的状况时，她的言语平静而快乐；只要情况允许，她
就会努力工作。当时我很惊讶，所以小心翼翼地问她如何
看待自己的这种情况？为什么还能露出那样的微笑？是不
是这种频繁出现的幻听并没有那么可怕？她又是怎么回答
的呢？"医生，我想的是，出现幻听总比什么都听不到强
吧。"她又顽皮地笑了。我们不得不说，这是多么了不起的
人性，多么伟大的人类成就！她的话语中包含着多么了不
起的智慧！

此外，如果身患不治之症的人尤其是无法治愈的精神
病患者，他们仅仅因为患有疾病就被宣布为生命没有价值，
并因此受到伤害。那么对于这一可能发生的事实，我们应
该说些什么呢？

　　因为我们反复听到有人说，伤害甚至杀死难以治愈的精神病患者是各种令人难以接受的提议方案中，唯一合理的举措。所以，现在我们需要来看一看默许上述观点的主要理由，并用无懈可击的观点反驳他们。

　　既然要探讨我们是否有权利伤害被视为无意义也不配活着的、难以治愈的精神病患者，那么首先应该问一问：什么是"难以治愈"？比起罗列一大堆大家无法完全理解也无法核实的解释，我想向大家分享一个我自己亲眼所见的具体案例。医院里住着一位年轻人，他处于"完全抑制"的状态：住院整整五年内，他没说过一个字，也无法独立进食，必须通过从鼻腔插入管子人工进食。他日复一日地躺在病床上，因此他的腿部肌肉已完全萎缩。如果我在查房时提到这个病例，一起查房的学生中一定会有人问我:"医生,现在请认真地告诉我,对他来说,离开这个世界不是更好吗?"而后来发生的事给出了这个问题的答案。

一天,在无明显征兆的情况下,这位患者竟然坐起了身。他问护士自己能不能像正常人一样用餐,还请求护士帮助他下床走动。结合他的情况,他在其他方面的表现也算十分正常。渐渐地,他的腿部肌肉变得强壮;几周后,这位患者治愈出院了;在那不久后,他不仅回到了之前的工作岗位,还在维也纳的一所成人教育学院开设讲座,讲述他出国旅行以及攀登阿尔卑斯山脉的经历,并展示相关的照片。有一次,我邀请他为我们一群精神科医生开展一次讲座,讲述他那五年中的内心生活。讲座中,他描述了当时很多有趣的经历,让我们见识到缺乏活动(医生的说法)的外表之下,隐藏着怎样的精神财富,也了解了很多幕后的故事。如果医生在查房过程中不够仔细，是根本注意不到这些的。

多年过后，这位患者仍然记得当时发生的一些事，但懊恼的护士们可能没有预料到有朝一日这位患者会康复并向他人讲述他的记忆。

然而，即便假设某一案例真的难以治愈，谁又能断言这个病例在多长时间内无法治愈呢？根据精神病学的观察，尤其是在过去几十年中，被归为无法治愈类别的精神疾病即便不能完全治愈，至少也能通过某种疗法得以缓解，不是吗？即便我们不知道，但难保我们目前接手的某一病例可以被目前世界上某个地方、某个医院正在研究的疗法而治愈，对吗？

现在问问自己：即便我们已经无所不知到了足以完全肯定一位患者不只是暂时无法治愈，而是永远无法治愈的程度，那么谁又给了医生伤害患者的权利呢？医生是社会雇用来伤害他人的吗？他的任务难道不是治愈自己可以治愈的患者，照料自己无法治愈的患者吗？（大部分没有精神科的医院取名叫康复与疗养机构不是没有理由的）医生当然不能像法官一样判处患者"生存或死亡"。因此，从一开始，医生就没有权利，也绝不能擅自向被预测无法治愈或者实际上无法治愈的患者，下发关于这个人的存在有价值或无价值的判决书。

想象一下，倘若这种"权利"（事实上医生并没有）被上升到法律的高度（即便是不成文的法律），会出现什么情况？我来告诉你：患者及其家属对于医护人员的信任将被摧毁殆尽！因为没有人知道靠近他们的医生是帮手和医治者，还是裁判和刽子手。

你可能会进一步提出反对意见：你提出的这些反驳论据不够严谨。我们必须诚实地问问自己，国家是否有义务赋予医生伤害所谓的多余、无用的个体的权利。这种行为可以被想象成国家作为公共利益的捍卫者，在为社会消除没有生产力的个体，毕竟这些个体白白消耗着健康人群的面包。

关于这一点，我要说，与食物、病床、医护人员的劳动相关的考量和我们这里论证的主题无关，只要我们还记得这一点：如果一个国家在经济方面不得不依靠消除相对很小比例的、难以治愈的公民，才能节约上述这些资源，那么这个国家从经济角度来说已经走向衰亡。

　　我们从另一个角度看看这个问题：患有不治之症的人对社会是否无用？照料他们是否代表无生产力的劳动？要记住，对社会是否有用不是也不能按照我们认为合理的某个唯一的标准衡量。要证明这一点并不难：精神病院的痴呆症患者能承担一些简单的工作，比如推着独轮手推车运砖，甚至是洗碗。这么看来，这些人比我们的祖父母更有用，更有生产力。严格来说，祖父母们的晚年生活才属于生产力低下，但要说把他们都清理掉，恐怕连主张摧毁无生产力个体的人也会反对。想一想一位老妇人的生产力是多么低下——整日待在家里，躺在靠窗的扶手椅上打盹儿。但是，她却被儿孙们的爱包围着！她就是那个受人爱戴的祖母，在这份爱里，她不可或缺，也无可取代，正如工作岗位上的人对社会的作用一样。

　　上一篇文章中，我们分析过，每个人类个体的独特性和个性构成了这个人的价值，而这一价值的成立建立在他的独特性对社会的价值的基础上。提到这一点时，我们都首先想到了要服务社会。不过现在，我们明白了一个人体现其独特性和个性的另一种方式。在这种方式下，个体的价值得以实现，并且个人具体的人生意义也得以实现。这种方式就是爱，更具体地说，被爱。从某种程度来说，这是一种被动的途径。人在被爱时无须努力，无须做任何事，另一个人在生活和工作中付出的努力似乎是从天而降一般，降临到被爱的人身上。通过被爱，一个人轻易地得到了他原本需要奋斗、需要通过自己的表现才能得到的东西，他不需要刻意获得爱——的确，一个人无法获得爱，爱不是一种报酬，而是一种祝福。

而通过爱，一个人也得到了他必须通过奋斗、行动才能得到的东西，即实现自身的独特性和个性。因为爱的本质就是让我们看到所爱之人的独特性和个性。现在，我们可能会面临这样的反驳：你说的这些可能仅适用于一般的情况，而不适用于那些错用了"人"这一头衔的人，比如病况严重的低能儿童。如果我告诉你，有多少低能儿童被最温柔的爱小心翼翼地呵护着、宠爱着，你可能会感到惊讶（有经验的精神科医生绝不会）。现在，我向大家分享一封一位母亲写的信。这位母亲在臭名昭著的安乐死计划中失去了自己的孩子。她这样写道："由于早期在子宫内发生的颅骨变形，我的孩子在 1929 年 6 月 6 日出生时，就被诊断患有无法治愈的残疾。那时我 18 岁，我无比疼爱我的孩子。我的母亲和我尽我们的一切所能，帮助我可怜的孩子，但一切都是徒劳的。我的孩子还是不能走路，不能讲话，但是我还年轻，我不能放弃希望。我夜以继日地工作，给我心爱的女儿买营养补充剂和药物。我把她纤细的小手环在我的脖子上，问她'你爱我吗？我的宝贝'，她紧紧地抱着我，一边笑，一边用小手笨拙地抚摸我的脸。那一刻，我幸福极了，觉得一切都是值得的。"

我知道你还是有疑问。因为到最后，你还可以宣称在上述提到的精神障碍案例中，医生的一些行为实则代表了患者本人的意愿，因为患者本人的意志是错乱的。这些患者由于精神障碍，无法意识到自己的意愿和自己真正的喜好，因此医生理应成为他们的意志的代理人，所以医生代表这些患者的意志行事不仅合乎情理，也必须为之。

有人可能认为，这种行为恰好代替了患者的行为。倘若患者清楚地意识到自己的处境，他毫无疑问会采取相同的选择。

那么，我要用我亲身经历的另一个事例反驳这一点。我年轻的时候在一家医院做内科医生，有一天，医院接收了一名年轻的患者，他也是一名医生。那时，他已经被确诊为患有一种危及生命的、少见的恶性肿瘤，并且这种肿瘤无法通过手术摘除，诊断也被确定没有失误！这是一种特殊的肿瘤，医学上称为"黑肉瘤"，可以通过特定的尿液反应确诊。当然，我们尽力向他隐瞒真相，把他的尿液与另外一名患者的尿液对调，并向他展示呈阴性的检测结果。你猜，他是怎么做的？

一天夜里，他潜入实验室，亲自检测自己的尿液。第二天我们查房时，他把阳性结果拿给我们看。那一刻，我们特别窘迫。每次他得到许可离开医院（我们也不能禁止他出院）去附近一家他常去的咖啡馆时，我们都惴惴不安，害怕收到他在咖啡馆卫生间服毒自杀的消息。事实上呢？

随着病症的日益显现，这名患者开始怀疑自己是误诊。在发现肝脏已经出现癌细胞转移时，他开始假定自己的肝病并无大碍。后来发生了什么呢？越临近死亡，他的生存意愿就越强，也越不愿承认自己将死的事实。不管你如何看待这种行为，事实就是他活下去的意愿十分强烈。这一事实明确且充分地（适用于一切类似情况）告诉我们：我们无权否定任何患者的生存意愿！

为了证明这一论点，我已经说了很多，甚至提到了如何应对我们医生面临的所谓既成事实——一个人通过个人的行动证明自己不再有活下去的意愿。我认为在自杀未遂的情形中，医生不仅有权利，而且有义务进行医学干预。也就是说，他应该尽自己所能拯救和帮助这条生命。

这里有一个相关案例。多年前，我参与一套程序的开发，该程序将被用于救治过量服用安眠药的患者（目前常用的治疗方法都不管用）。当时同事中就有人反对开发这套程序，认为从人的角度出发（当极具威胁性的情形危及某一特定人群时，自杀就会在他们当中流行开来），决定自杀是可以理解的。我无权把生命归还给他们，或者强行让他们死而复生。

我做的事是在行使"命运"的权力，这是争论所在。不过，我始终坚持自己的观点。我的助理就曾反复批评我的做法，不过在有一天她因同样的理由被送入医院后，我依然没有放弃我的原则，并对她也坚持了自己的原则，运用了自己的技能——虽然没有收到任何感谢，但技能的确使用得很成功。

如果一定要向批评我的做法的人解释我这样做的道德

依据，那么我要说：不是我想要代替命运行事，而是作为
医生，我要代替患者拒绝某个命运行使它的权利。当命运
的缰绳握在我的手中时，我不得不设法协助患者。如果命
运真想让一个人自杀，那么它一定会想方设法阻止自杀后
的人被送到医生的手里。而一旦自杀者被送到医生的手中，
那么医生就必须发挥医生的职责，不应辜负命运的安排，
这可能是命运的仁慈。

通过分析支持安乐死的主要论点，我希望大家明白：
存在的意义是人们无条件具有的，因此我们应该毫不动摇
地相信生命的意义。如果就"生命是有意义的"这一点达
成共识，那么我们就能得出：即便是痛苦也会增加生命的
意义，痛苦也是生命意义的一部分。所以，我们也能明白，
死亡也可以有意义，只要能死得其所。那么显然，不论一
些人是身患疾病，还是身患不治之症（当然包括无法被治

愈的精神障碍），任何人都无权判决他们的生命毫无价值，否定他们活下去的权利。至此，我们已经从各个角度探讨了有关生命的意义的问题。大概回顾一下我们可以得出的主要结论：首先，我们观察到生命本身意味着被提问，因此我们不能理所当然地询问生命有何意义，因为生命的意义只存在于回答的过程中。其次，对具体生命问题的作答不在于言语，而在于行动，在于活着，在于我们的存在！有关个人生命的问题只能由个人作答，因为对自我生命负责的人是我们自己。

总而言之，我们不能忘记这一点，最初关于意义的那个问题也可以换一种表达方式。它可以与整个世界关联，尤其与我们身不由己的、不可避免的遭遇关联，与我们的命运关联。我们无法指挥命运，这里所说的命运我们无法改变，也不以个人意志转移。

同时，我们也认识到，生命的意义在很大程度上取决于我们如何将其与外在命运联系到一起，取决于我们在无法改变命运时，或发现命运从一开始就无法改变时的应对方式。此刻，我们是否可以发现这个纯粹的、真实的命运与它之外的东西，也就是宇宙中正发生的一切都与这里我们得出的两种思维方式有关。并且这两种思维方式都是无可辩驳、无须证实的！毕竟，我们可以断言：最后一切都会丧失意义。我们也可以说，一切都太有意义了，以至于我们不再能理解整体的、普遍的意义。事实上，我们要谈的是"世界的终极意义"。因此，我们可以用同样的理由证实世界整体不存在意义或证实世界存在终极意义，同样的理由是指用同样的辩证逻辑。事实上，我们面临的决定不再是一个逻辑决定。因为如果论证一件事的逻辑与论证另一件事的逻辑相同，那么从逻辑的角度，这两种思维方式的可能性都是思维真正的可能性。我们这里谈及的决定，从逻辑上而言，是没有事实根据的决定，它毫无理由、毫无根据。在这一决定中，我们盘旋在虚无主义深渊的上空，但同时又站在终极意义的地平线上。

一个人无法基于逻辑准则做这一决定，只能从自身存在的深度出发。这是赞成一种或另一种意义的唯一决定途径。但我们可以肯定的一点是：如果一个人决定相信终极意义，相信超越存在本身的意义，那么这一信念和其他所有信念一样，都会产生创造性的影响。因为信念不只是某个人自己所坚信的真理，信念还会让被相信的东西成为现实！因此，我们可以说：采纳思维的可能性背后，可能不仅仅代表采纳了思维的一种可能性，还会让这种可能性成为现实。

EXPERIMENTUM CRUCIS

✝

十字实验

在巴伐利亚州有一个叫兰茨贝格的小镇，它位于慕尼黑以西约 50 千米的地方。在它的南面，有一条路通往 5 千米外的另一个小镇。1945 年年初的一个黎明，一支由 280 人组成的队伍沿着这条路行进。这支 5 人一排的纵队被押送着。他们来自集中营，现在要到附近的森林，建一座隐蔽的军需品工厂。这些衣衫褴褛、困顿潦倒的人们沿着街道走着，用"走"描述其实不够准确，应该说"跛行"。他们拖着身体往前挪动，很多人都是相互搀扶着向前走。他们的腿因为饥饿性水肿而浮肿、隆起，几乎无法支撑身体，他们的体重平均在 40 千克左右。他们的脚疼痛难忍，因为没有穿鞋，脚上满是流脓的压疮和溃烂的冻疮。这些人的脑袋中在想什么呢？他们想的是晚上从工作地返回后营地发放的汤———天中唯一的食物，想着今晚会不会运气很好地在那碗清汤里捞到一块土豆。他们想着等会儿工作开始后自己会被分到哪一组：是分到一个恐怖的工头手下，还是一个相对和蔼的？这些人的想法都围绕着集中营囚犯的日常烦恼展开。

他们中的一员觉得这样的想法没有意义，他试图跳出这些想法，想一些别的事，想一些普通人应该关注的事，但是这有些困难。于是，他用了个小技巧：他试图让自己从当前苦闷的生活中抽离，跳出，从而审视它。也就是说，从某一个高点，从未来的角度审视它，就像是在对未来进行的理论观测。他是怎么做的呢？他想象自己站在维也纳一所成人教育学院的讲台前发表演讲，演讲内容有关他目前的经历。他在脑海中将这场演讲取名为"集中营心理学"。"镜头"拉近一点儿，你会发现他的外套和裤子上都绣着一个亚麻布条，上面清楚地写着编号119104。查一下集中营的记录你就会知道，这个编号对应的囚犯名叫维克多·E.弗兰克尔。而此时，我将第一次真正在一所维也纳成人教育学院发表演讲，发表那个当时我在自己的脑海中发表的演讲。

演讲的开头是这样的。集中营心理学把囚犯对集中营生活的心理反应分为以下几个不同阶段。第一个阶段是初进营地。这一阶段的特点是：打击。想象一下：一名囚犯被移交给奥斯维辛集中营。如果他属于95%左右的大多数，他会被从火车站直接带到毒气室；如果他属于少数的5%左右（碰巧我就是），那么他首先会被送到消毒室，经历一场真正的……淋浴。在进入浴室之前，除了背带或腰带，他身上的一切都被夺走了，能留下眼镜的就是最好的情况了。但是，他浑身上下的毛发会被刮个精光。当他最终站到淋浴喷头下时，除了一具裸体，他此前人生中的东西一点儿也不会剩下。此刻，他才真正进入集中营体验的第一个阶段：给自己此前的存在画上句号。

如果我说他接下来的想法是"就此结束是最好的"，一定没有人会感到惊讶。事实上，在这种处境下，每一个人都萌生过"撞上铁丝网"的念头。集中营常见的自杀办法就是撞上带刺的高压铁丝网。不过，他立马又会放弃这个念头，仅仅是因为这种行为可能是不必要的。他发现在这种情况下，这种行为简直是多余的，因为不管什么时候去，不去毒气室的可能性微乎其微。既然早晚都要去毒气室，又何必撞电网呢？一想到更可怕的毒气，就不用想着撞电网了；一想到可以撞电网，也就不用害怕毒气了。

在讲这些事情时，我总是会讲述下面这个经历。进入奥斯维辛集中营的第一个早上，早我们几周到达集中营的一位同事潜入了我们的营房（新来者被集中关进一间临时营房），他为我们带来了安慰和警告。首先，他让我们清楚，应该注重自己的外表，我们要不惜一切代价让人觉得我们适合劳动。因为即便只是某个无关紧要的原因所造成的一瘸一拐（比如说鞋不合脚），也足以让他们把我揪出来直接送到毒气室。只有适合劳动的健康人，才会幸存，其余的人都直接被判处死刑！

所以，同事督促我们每天用临时做的工具（比如玻璃碎片）剃胡子。这样，我们看起来就能面色红润一点儿，健康一点儿，精神一点儿。

之后，他来检查我们给人的印象是否健康。他欣慰地说："凭借你们现在这个样子，暂时还不用担心被送到毒气室。但有一个人除外，弗兰克尔，你不要生我的气。从外貌来看，坦白地说，你是唯一一个目前可能会被选中的人。"在集中营里，"选中"是指将在下一批被送进毒气室。听到这句话，我倒是一点儿也不生他的气，那一刻我甚至感到很满足。因为这样，至少我还省去了选择毒气室还是电网的过程。

这种对命运的冷漠会进一步持续。随着关押天数的增加，囚犯在情感上会变得越来越麻木。发生在他身上的事对他的影响会越来越小。在开始的一段日子里，各种令人发指的丑陋经历会激起人们的恐惧、愤怒、厌恶等一系列情绪，而这些情绪最终会平息，此时人的整个内心活动会被降至最低水平——这是没有亲身经历过的人想象不到的。一切的思想和努力都被限制在"活过今天就行了"的范围内。所有的精神生活同样也下降至仅仅服务于这一目标的水平。至于其他的，灵魂会用一个保护壳包住自己，这样痛苦和烦恼就不会产生。而灵魂保护自己的方式，保护自己不被强大的外力摧毁并保持平衡的方式就是，让自己变得冷漠。这样，囚犯对营地生活的心理反应就进入了第二个阶段。第二阶段的特点是：冷漠。

如果你唯一的兴趣变成了保护自我，保护自己和朋友的生命，那么个体的内心活动几乎会下降到动物的水平。说得具体一点儿，下降到牛羊的水平。这一点可以通过观察囚犯们在站队时的行为得出：他们争相站到队伍的中间，站到 5 个人一排的中间，这样就不容易被守卫踢到；他们每个人都尽力不引起别人的注意，不以任何方式"脱颖而出"，努力消失在人群之中。这种把自己淹没在人群中的做法无疑是一种"堕落"，是个人层次下降的表现。在营地中，人类在威胁之下几乎变成了牲畜。一旦人类变得像牲畜一样原始，他的整个驱动力也会变得原始（比如变得冲动）。所以，与我同在集中营的精神分析学家将这称为退化，即心理退化到动物具有本能冲动的原始阶段，也就很容易理解了。来听听囚犯们普遍拥有的一些愿望，就会知道他们在内心希望自己实现的愿望是多么的原始。其实愿望总是那些：面包、香烟、咖啡粉，如果能洗个热水澡就再好不过了（而我个人经常梦想能有一块奶油蛋糕）。

不过，我的这些从事精神分析导向的朋友们所给出的观点可能存在根本性错误。

事实上，并非集中营的经历驱使人们退回只关注生活必需品的层次，迫使他们的内在倒退。我知道有很多人（即便是个例）仍然保持着根本的价值——他们的内在不仅没有退化，反而在成长。即便是身处集中营，甚至正是因为集中营的经历，他们超越了自我本身，实现了人类真正的伟大。

另外有一些非精神分析学家的专业人士，他们关于集中营对人的精神生活的影响有另一番解释。一位知名的性格分析学教授乌提兹①也身陷集中营多年，他认为，集中营囚犯的性格会朝着克雷奇默②定义的精神障碍方向发展。这种心理类型的特点是：受痛苦折磨的人在冷漠的情感状态与应激性情感状态之间摇摆不定。具体的特点是：一会儿

---

① 埃米尔·乌提兹（Emil Utitz），心理学与美学教授。——编者注
② 恩斯特·克雷奇默（Ernst Kretschmer），德国精神病学家和心理学家。——编者注

感到极度的满足与快乐，一会儿又陷入深深的绝望。换句话说，他陷入了欣喜与悲伤的无限循环中。更深层的讨论属于精神病理学的范畴，这里不宜深究。这里我只探讨最根本的、最重要的。从相同的观察"材料"中，我得出了与乌提兹相反的结论：我们所处的集中营里的囚犯绝不是在外部压迫下，将内心发展导向为带有显著精神障碍倾向的典型集中营囚犯。相反，他以这样或那样的方式（总会有这样或那样的方式）保持着一种自由，一种人类适应命运、适应环境的自由。例如，集中营里不乏有人能够克服自己的冷漠，压制自己的应激性，最终运用自己的能力以不同的方式做事，而不仅仅像被认为的那样被迫以某种方式做事。即便这些人能够从他那里带走其他一切，这种内在能力，这种真正的自由也是其他人无法从囚犯身上带走的，事实也的确如此。

但这种自由会保留下来。就算被允许留下来的眼镜被一拳重击打碎了，就算有一天他被迫用自己的腰带换一片面包，最终连所剩无几的几样财物也没有了。他也还有自由，自由会伴随他，直到他咽下最后一口气！

即便一个人落入了集中营心理学，他也有逃脱环境压制和影响的自由，他也可以抵制规则，不被规则统治，远离它们而不是盲目地遵循。换句话说，退化的人的确曾经拥有这样的自由，只不过他放弃了，放弃了对自由的使用权，他是自愿放弃的！这样，他其实也放弃了自己，抛弃了自我和自己的本质。从精神层面上说，他让自己倒下了。

那么，我们要问，这种退化是从何时开始的？他是从什么时候开始允许自己在精神上倒下的？答案一定是：从他失去内在信念开始！这种信念可以有两种存在形式：对未来的信念或对永恒的信念。后者是对某一群体而言——
这些人不需要对未来抱有信念，他们的未来在极乐世界。
因此，不管这类人是否对未来有期待，不管他们是否还会
有未来，或者不管他们是否能活着走出集中营，他们都会
屹立不倒。其他人则不得不找到自己对未来生活的信念，
对未来生活的期待。但是他们很难想象未来，因为他们对
未来的思考没有参照物、没有终点，终点是无法预料的。
重刑犯能准确地知道自己要服刑 10 年，并且能够算出自己
距离刑满释放还有多久，这多么令人羡慕……他是一个幸
运儿！因为我们这些集中营里的囚犯没人知道自己的刑满
释放期，也没人知道一切什么时候会结束。我的狱友们都
一致认为这可能是集中营生活中，最令人沮丧的部分。反
复传来的有关战争即将结束的谣言更是增加了等待的痛苦。
因为截止日期一次又一次地被推迟了。但谁会相信这种消
息呢？在整整三年里，我再三听到有人说：六周后战争就

结束了，我们最多六周后就可以重返家园了。随着失望带来的痛苦日益深刻，我们也会越来越害怕期待。正如那句话所说："不断被延迟的希望会让人的心生病。"

　　没错，我们的心生病了，它病得太重以致最终停止了跳动。接下来这个事例有助于你理解这一点。我的前号长是一位来自布达佩斯的探戈作曲家和轻歌剧歌词作者，在1945年的3月初，他告诉我他做了个奇怪的梦。他说："2月中旬左右，我做了一个梦，在梦里，有一个声音对我说，我可以许一个愿望，问他一件我想知道的事。他可以回答我的问题，可以预知我的未来。"然后他问那个声音："对我而言，这场战争何时才能结束？你明白吗？是对我而言。也就是说，我们何时能被解救？"我问："他怎么回答你的？"他向我倾过身子，在我耳边低语："3月30日！"3月中旬，我由于斑疹伤寒症住进了医务室。4月1日，我从医务室里出来，回到了我的土房子里。我问其他人："号长去哪了？"结果得知，3月下旬，随着梦中声音预测的日期越来越近，现实的状况却不尽如人意，号长越来越沮丧。3月29日，他开始发高烧。到了3月30日，在对他而言的战争结束日期，他失去了意识。3月31日，他离开了人世，死于斑疹伤寒症。

内心失去信念，尤其是失去对未来的信念所导致的精神崩溃，同时也会造成身体的崩溃。那么，有没有什么方法可以治疗这种精神和身体的崩溃呢？我的答案是：确实有一种办法，但很显然，从一开始它就被限制在心理学范畴，所以是一种心理疗法。这种心理疗法首先要做的是找到精神信念，树立生活的目标。尼采说过："一个知道为什么而活的人几乎能承受任何发生的事。"这里的"为什么而活"是指活着的目标，而"任何发生的事"是指如集中营一般艰难的生存条件。只有知道"为什么而活"，我们才能忍受艰难的处境。所以，除了心理疗法，没有其他办法可以让一个人忍受集中营里的生活。那么，这种心理疗法就有了特定的含义：让囚犯相信活下去是有意义的，进而激起他活下去的斗志。此外，这种安抚囚犯灵魂的营地心理治疗的任务十分艰巨，因为大多数囚犯已经不指望能活下去了。如果是你，你会对他们说什么？是应该有人对他们说些什么的。由此，这种心理治疗的十字实验就产生了。

我在之前分享过：即使是经受痛苦，生命本身也是有意义的。这种意义是无条件的，以至于即便痛苦并未带来外在的成功，即便痛苦看起来似乎是徒劳的，也能实现这种意义。而我们在集中营里遭遇的就是这样的痛苦。但我又能对躺在我旁边，清楚自己会死，甚至何时会死的人说些什么？他们和我一样清楚，没有生命、没有人也没有任

务在等待他们（想想我在第一个演讲中举的那两个例子），
也就是说一切等待都是徒劳的。这时我们应该想到，与活
着的意义、幸存的意义同样值得关注的是痛苦的意义，尤
其是徒劳的、没有带来收获的痛苦的意义。意义远不止于
此，它还包括揭露死亡隐藏的意义！当然，按照里尔克的
名言，死亡可能更有意义。我在上一个演讲中提到，里尔
克说每个人都应该死得其所。

没错，我们应该死得其所，而不是被逼死！我们必须
对此负责，就如同我们对活着的使命负责一样。但是，负
责？对谁？对当权者吗？谁需要为别人解答这个问题呢？
每个人不是都应该为自己决定这个终极问题吗？要一个身
陷集中营的人对自己的良知负责，对信仰负责，对远在他
方的某个人负责，这有意义吗？他们每个人都知道在某个
地方，某个看不见的人正在以某种方式监视他，要求他

（用陀思妥耶夫斯基[①]的话来说）"活出苦难的价值"，期待他死得其所。那时，我们每个人都感觉到了这样的期待。当死亡临近时，这种感觉会更加强烈。同时，人们会更感觉不到自己对生活还有所期待，更感觉不到某一个人或某一件事还在等着自己，更感觉不到自己对活下去的期待。

没有经历过集中营的人可能会感到惊讶，会问："一个人是如何忍受你所描述的这些事情的？"我向你保证，集中营的幸存者本人比你更惊讶！但不要忘记这一点：人类的心理运作模式就好似拱门：在即将坍塌的拱门上放一些重物，有时反而能使拱门得到支撑。人类的心理在重压之下似乎也会变得强大（至少在某种程度、某个特定范围内是这样的）。也只有这种理论可以解释，为什么许多虚弱的

---

① 费奥多尔·米哈伊洛维奇·陀思妥耶夫斯基（1821—1881），俄国作家，著有《卡拉马佐夫兄弟》等书。——编者注

人离开集中营时的精神状态比刚进去时更好。不过，与此同时我们要明白，从集中营中被释放意味着突然从承受了很久的高压之下解脱，这反而会对一个人的心理造成危害。就好像减压病（又称潜水员病）。这种病是指在高强度大气压力的水下工作的潜水员，不能立刻从水下返回到正常的气压环境，否则会遭受严重的生理损伤。

这也引出了我们关于集中营心理学的第三阶段，也是最后阶段，即获释者心理学的讨论。我对此想说的最重要的一件事无疑会让你惊讶不已。那就是：囚犯被放出来后，要在很多天后才能为自己的解放感到欣喜。因为他必须重新学习如何快乐。有时，他不得不尽快学会这件事，因为他必须很快忘掉快乐并再次学习受苦。

想象一下，一个从集中营获释的人回到家中，等待他的可能是表示惊讶的耸肩，或者一直听到别人说，"我们对此一无所知""我们也很痛苦"。首先，我们来看看第二句话。是否应该比较一个人遭受的苦难与另一个人遭受的苦难？我要说的是，苦难是不能比较的！真正的苦难足以将一个人填满，将他的整个生命填满。

有一次，我和一个朋友谈起我在集中营的经历。他没有进过集中营，他"只不过"是上过战场。和我比起来，我的这位朋友莫名其妙地感到羞愧，其实他大可不必如此。一个人在战争中经历的事与一个人在集中营中经历的事的确有本质上的差异。在一场战争中，他面对的是虚无，他会目睹死亡；而在集中营里，我们本身就代表虚无，在那种情况下，我们活着但是已经死了。我们一文不值，不仅看到了虚无，我们的存在本身就是虚无。我们的生命不算什么，我们的死亡也不算什么。我们的死亡没有任何的光荣可言，怎么想都想不出来有什么光荣之处。我们好像作为一个微不足道的存在进入了巨大的虚空当中，这种死亡甚至不会被人注意。在物理意义上的死亡来临之前，我们已经提前死了很久了！

如果我死在了集中营里，会出现什么情况？第二天一早在练兵场上，队伍中有一个人像平时那样站在那，他的脸埋在敞开的外套领子里，肩膀缩成一团，装作若无其事地向旁边的人嘟哝道："弗兰克尔昨天死了。"旁边的人顶多回一句："哦。"

在任何情况下，一个人的痛苦都不能与另一个人的痛苦相互比较，因为痛苦的本质就是，它是某一个人的痛苦，是她或他自己的痛苦。痛苦的大小仅取决于受害者本人。一个人的痛苦与这个人本身一样，都具有独特性和个性。

因此，比较痛苦的大小毫无意义，有意义的痛苦和无意义的痛苦之间的差别才是关键。我想大家通过我之前的演讲已经充分明白：痛苦是否有意义完全取决于个人，只有当事人才能决定他的痛苦有意义还是无意义。

至于那些坚称自己也很痛苦，并且不知情的人，他们的痛苦是否有意义呢？现在，我们来看"我们对此一无所知"这句话，在我看来，单单是宣称自己不知情就足以使他们遭受的痛苦毫无意义。为什么？因为这种不知情体现了一种关于现状的道德误区。提及这种误区并不是我因为想探讨当今的政治，而是因为我觉得有必要为"日常生活的形而上学"补充一条"日常生活的道德规范"。

我们解释了这种"不知道"的原因，也说了它是一种误区。探寻这种误区的原因我们就会发现，这种"不知道"

事实上是一种"不想知道"。"不知道"行为背后的动机是逃避责任。而今天的人们普遍被驱动着逃避责任，驱动力源于对于不得不接受集体罪恶感这件事的恐惧。他会在各方面被宣布有罪，这并非只由于他自己做的事，因为他会受到牵连。尽管事实上，很多事情他的确不知情。

无罪之人真的应该为同胞犯下的罪行负责吗？他本人不也是罪行的受害者吗？不也是由统治阶级发动的恐怖行为的受害对象吗？仅仅因为他没能力站出来反对，他就被归类于加害人吗？他自己不也深受其害吗？建立集体罪恶感不会沦为一种我们需要抵制的世界观吗？这种世界观宣布某一个体有罪，因为同一民族的其他人确实或据称犯下了某种罪行。在今天看来，这种世界观是多么的荒唐可笑！让一个人为他的国籍、母语或出生地负责，就如同让他为自己的身高负责一样荒唐。如果有一名身高 1.64 米的罪犯被捕，那么我是不是也应该被绞死，因为我恰好和他一样高？

在这里，我们要注意区分集体罪恶与集体责任之间的不同。通过下文的例子，大家立刻就能明白我的意思。如果我突然间患上阑尾炎，那是我的错吗？当然不是。不过，如果我不得已因此做了手术，那么我必须自己承担手术费用。也就是说，我要为医生开的账单付费，这就是负责。所以说，"没有罪过但必须承担责任"的情况的确存在。这一理论同样适用于从恐怖中被集体解放的人们。

由于他们无法实现自我解放，所以其他集体，其他崇尚自由的民族就不得不介入局势，他们加入战斗，牺牲他们最好的公民——年轻人，来解放一个对自己的领导层无能为力的民族。这种无力与罪恶无关。在没有同谋关系也知道自己无罪的情况下，你要为这场解放做出牺牲，共同负责，这时你会不会觉得不公平、不公正呢？

如果想要理解集中营心理学的最后一部分，那么你必须陪我回到去年春天的那个傍晚。在集中营解放后，那天傍晚我独自一人走进了营地附近的森林。我们的营地长官违反规定，将死去的营地同胞们埋在了这里（这位长官就是我在上一次演讲中提到的自掏腰包为囚犯购买药品的那位）。在埋葬的过程中，这位长官再次违背了自己接到的命令，他将乱葬岗后面的冷杉树的皮去掉，并在树上把每一位死者的名字用轻易无法消除痕迹的铅笔写了下来。如果你当时在场，你一定会和我一起发誓，幸存者要用剩下的生命来赎我们所有人的罪过——没错，是我们所有人的罪过！因为我们这些幸存者都清楚，囚犯中那些最好的人没能走出来，回不来的人都是最好的人！我们只能把自己的幸存看作不配得到的慈悲，只能觉得自己亏欠死去的同胞。并且似乎只有唤醒其他人以及我们自己的良知才能消除这种罪恶感。

事实上，拥有这段经历的幸存者在返回家园之后，时常会让自己忘记当时的誓言。而在生命中的某些时刻，一些重要的时刻，他会履行自己曾经的誓言：赞美哪怕是最小的一块面包，赞美在床上睡觉，赞美不用被点名，赞美不再受死亡的威胁。对他来说，一切都是相对而言的，包括不幸。在上一个演讲中，我曾指出与一个人不相干的一切都被熔化了，即使是他的抱负也未能幸免。而剩下最多的是渴望：对自我实现的高度渴望。这也是自我实现最基本的形式。

毫无疑问，大家已经意识到，关于这个话题的探讨已经接近尾声，同时相信大家也意识到了探讨的局限性。这时，没有哪个讲话、哪个演讲能够帮助我们更进一步。接下来，我们要做的只有一件事：行动，从日常生活的点滴做起。

我们探讨的只是日常生活，所以才有了之前提到的"日常生活的形而上学"。希望大家现在能够准确地理解这句话：把每一天（看似灰色的、平庸的、普通的一天）变得透明，以便透过它看到永恒。但仅仅这样是不够的，归根结底，我们必须指出永恒会转回现世，转回日常生活，转回有限与无限之间持续存在的一点。我们在这一世创造、经历和遭遇的就是我们为永恒创造、经历和遭遇的。就对某一件事负责而言，我们如同历史发生过的一样，面临这样一个难以抗拒的事实：已经发生的事无法从这个世界中清除。与此同时，也有一种力量在吸引我们履行自己的责任——将尚未发生的事情带到这个世界。

我们每个人必须把这种思想融入日常工作和生活。这样，日常生活就变成了现实本身，现实进而又为行动提供了可能性。所以说，"日常生活的形而上学"只在一开始的时候脱离日常生活，随后便会自觉、负责任地回归日常生活。

一路上引领我们向前的、帮助我们的，那些曾经引领我们或正在引领我们的，正是乐于承担责任的思想。而普通人在多大程度上乐意承担责任呢?

责任是一个既吸引人又令人抗拒的东西。这句话说明，人类身上有一股反对的力量阻止他们承担责任。的确，责任有一些深不可测，我们看得越久，想得越深，就认识得越清楚，直到最后头晕眼花。如果深入探究人类责任的本质，我们就会畏缩，因为人类责任有糟糕的一面，也有光荣的一面。

糟糕的一面是，时时刻刻都清楚自己对下一刻负有责任。我所做出的每一个决定，无论大小，都是永恒的决定，每时每刻，我都可以实现这一时刻的可能性，或者丧失机会。每时每刻都包含千万种可能性，而我只能选择其中一种来实现。选择一种可能性的同时，我等于是在对其他所有的可能性判处极刑！

但光荣的一面是：尽管程度非常小，但不论是我自己的未来，还是周围事物的未来，这些未来每时每刻都依赖于我的决定。我通过决定所实现的东西或者说带到世界上的东西，都被保存到了现实中，以此免受瞬时的破坏。

一般人都懒于承担自己的责任，所以我们要进行责任教育。当然，人们的担子很重，所有人不仅要认识到责任，还要承担责任，这的确很难。但我们要努力对责任说"是"，对生命说"是"。有一批人历尽艰难也始终说"是"。布痕瓦尔德集中营的囚犯们唱道"我们仍然想对生命说'是'"，他们不只是唱唱而已，也的确在很多时候做到了这一点。他们，以及其他几个集中营中，包括我在内的囚犯们，都是如此。他们在极端恶劣的内外部条件下做到了这一点，相关描述已经很充分了。那么，在今天相对舒适的环境中，我们是不是也能够做到这一点呢？在任何处境下，对生命说"是"都是有意义的，也是有可能的。

以上三个演讲的终极目的是告诉大家，即便经历了苦难和死亡（第一个演讲），经历了肉体和精神疾病的折磨（第二个演讲），或者遭遇了被迫进入集中营的命运（第三个演讲），无论如何，都始终要对生命说"是"。

Über Viktor E.
Frankl

✢

作者简介

维克多·E.弗兰克尔是维也纳大学神经病学与精神病学教授，连续 25 年担任维也纳神经病医院院长。他创立的意义疗法被誉为维也纳第三心理治疗学派。他同时也是哈佛大学、斯坦福大学、达拉斯大学与匹兹堡大学的客座教授，以及加利福尼亚州圣迭戈美国国际大学的意义疗法荣誉教授。1905 年，弗兰克尔出生在维也纳，他曾获得维也纳大学医学博士学位，随后又获得了哲学博士学位。第二次世界大战期间，他在奥斯维辛、达豪等集中营中被关押了三年。此后的 40 年中，他在世界各地发表了无数次的巡回演讲，共获

得欧洲、北美、南美、亚洲和非洲多所大学的 29 个荣誉博
士学位。他获得了无数奖项和荣誉称号，包括美国精神医
学学会颁发的普菲斯特·奥斯卡奖、奥地利科学学会的荣
誉会员称号。截至目前，弗兰克尔的 39 本著作已经被翻译
成 50 种语言出版。他的《活出生命的意义》（*Man's Search
for Meaning*）的首个英文版本销量达数百万，已跻身"美国
十大最具影响力书籍"之列。维克多·E. 弗兰克尔于 1997
年在维也纳逝世。

VIktor-Frankl-
Institut

———

✛

维克多·弗兰克尔
研究所介绍

所长：亚历山大博士

1992 年，在维克多·E. 弗兰克尔的支持下，他的国际同僚和友人成立了维克多·弗兰克尔研究所（Viktor Frankl Institute）。这是一家科学机构，它致力于维护维克多·E. 弗兰克尔的研究成果，推动意义疗法在精神障碍治疗、心理学和哲学领域的研究和应用。同时也负责保证有关意义疗法的心理治疗与咨询培训的质量。研究所也是经典意义疗法（由弗兰克尔创立）培训的认证机构。

在研究所网站上可以查到150多个经认证的、提供意义疗法培训的国际机构与国家协会。

研究所可独家使用维克多·E. 弗兰克尔的私人档案，并收藏着世界上数量最多的意义疗法相关研究资料。1999年，研究所与维也纳市合作，共同设立了维也纳市维克多·弗兰克尔基金。遵循设立初衷，该基金每年都会颁发奖品和奖金，在意义导向人本主义心理治疗领域表彰优秀人才，推动研究项目。此外，该基金还颁发年度荣誉奖，以表彰杰出人士的终身成就。此前的获奖者包括：海因茨·冯·福斯特[①]、西塞莉·桑德斯[②]等。

在列支敦士登公国大学国际哲学学院维克多·E.弗兰克尔哲学与心理学主席框架下，研究所设立了世界上首个获得国家认可的意义疗法博士学位。同时，从 2012 年开始，研究所与莫斯科精神分析研究所意义疗法部门合作，共同提供意义疗法方向的硕士课程和心理治疗培训。

世界各地意义疗法研究所的活动信息都可以通过访问维也纳维克多·弗兰克尔研究所的官网主页查询。除了关于意义疗法研究与实践的动态，官网还会提供一份意义疗法一次和二次文献的完整目录。

---

① 在控制论领域有突出研究与贡献。——编者注
② 推动了临终关怀事业的发展。——编者注

Dank

+

致谢

该版次的全体负责人员特此鸣谢维克多·E.弗兰克尔档案馆馆长弗朗茨·维斯利博士,感谢他参与编辑维克多·E.弗兰克尔的书稿并撰写后记。

Nachwort von

后记

1945 年 4 月 13 日，维也纳的战争结束了。两周后，集中营囚犯维克多·E. 弗兰克尔才迎来他的解放日。然而，直到 8 月他才返回维也纳。最可怕的消息在那里等着他，他回国后的前几周里写给亲朋好友的悲痛的信，反映了他的绝望以及他为活下去而做的努力。[4]

弗兰克尔一头扎进了工作。这样的描述一点儿也不夸张。他接过了维也纳家庭医院神经科的管理工作。几个月里，他写了 2 本书；在自 20 世纪 30 年代起便与他紧密相连的奥塔克灵成人教育学院，他于 1945 年秋天发表了名为"精神障碍患者"的一系列演讲；他在多家报纸上发表文章，公开讨论了对当时政治、社会、文化议题的看法。凭借对新闻工作的热情，他会见了一批批因多年战乱以及精神压制而在知识和文化方面饥肠辘辘的观众。

于是，在一个迷茫而又缺乏引导的年代，弗兰克尔成了公共论坛与医疗和精神治疗领域备受欢迎的辩手。他探讨的话题包括罪恶与责任、对生活的恐惧、日常的伦理道德，以及对残暴的意识形态的反抗。不过，弗兰克尔最关注的还是个体层面和集体层面的心理治疗。1964 年，奥塔克灵成人教育学院夏季学期的课程表包含以下内容。

维克多·E.弗兰克尔博士：从精神病学家的角度看待时代问题和日常问题。五次讲座（自杀——迫使湮灭——精神障碍患者的世界——性教育——集中营）。每周六 17:00—18:00，3 月 23 日开课。

在第一次开课当日，弗兰克尔在报纸上发表了一篇题为《维也纳与精神障碍治疗》的文章。在文章的结尾，他这样写道：

尽管发生了这些事情，但在维也纳，心理疗法的精神仍然存在，而且有希望尽快看到作为精神障碍治疗发源地的维也纳成为精神障碍治疗的重生地。希望重生后的心理治疗能认识到自身在社会中扮演的角色，尤其在这样一个遭遇内外双重危机的年代，认识到自身对于这个等待精神与物质重建的世界的责任。[5]

在奥塔克灵系列演讲的基础上，弗兰克尔编纂了这本书——《生命的探问》。本书一共包含了三场演讲[6]的内容。自杀和迫使湮灭这两场演讲包含在"论生命的意义与价值"上下两部分，而关于集中营的演讲目前取名为"十字实验"。透过这些简短的标题，我们再次感受到作者的思想和命运。首先，这些标题传达出作者对生命无条件的肯定。1945年9月，弗兰克尔在写给朋友的信中，表达了他对生命无条件的肯定。信的内容如下。

我有种说不出的疲惫，说不出的悲伤，说不出的孤独……在营地时，你相信自己已经到了生命的最低点。出来后，你又被迫要当作一切都没发生过。曾经支撑你的一切都被摧毁了。重新被视为人、成为人类后，你陷入了痛苦的无底深渊。也许剩下的就只有哭泣和翻一翻书中的诗集了。也许你会嘲笑我，也许你会生我的气，但我绝对不会反驳自己的观点。

在经历了上述事情后，我对生命的主张毫不动摇。相反，倘若我对生命没有这种坚如磐石的积极态度，我在集中营的这几个月里不知道会变成什么样。不过现在我要从另一个维度看待事情。我渐渐地意识到，生命的意义是无限的，以至于即使是处于痛苦和失败中的生命，也一定存在意义。

这种对生命的尊重也始终包含了对他人生命的尊重。早在 1928 年，当时还在学习医学专业知识的弗兰克尔就带着强烈的个人责任感，设立了青年自杀预防中心，致力于预防青少年自杀。每当学校和大学公布成绩单时，自杀事件的发生频率就迅速增加。[7]

事实上，通过弗兰克尔发起的"成绩单行动"，1931 年夏天不曾发生任何一起学生自杀事件。在那时，他就已经让人们相信了生命意义对预防自杀的作用。

　　虽然自杀的心理原因各不相同，但都有一个共同的大背景：缺乏对生命意义的信仰。自杀的人不仅缺乏活着的勇气，而且对生命缺乏谦卑之心。只有当一种新道德取代我们的新客观主义，只有重新认可人类生命的价值是独特的、无与伦比的这一事实，人类才有足够的精神信念来克服心理危机。[8]

　　所以，弗兰克尔一遍又一遍地强调，即便是面对生命固有的苦难，也要相信生命的意义。在 1938 年出版的一本书中，弗兰克尔就已经提出了苦难的意义，他还在这本书里阐释了三种价值类型：创造的价值、体验的价值和态度的价值。[9]他认为，态度的价值，即一种对难以治疗的伤痛所采取的勇敢的、模范的应对方式，是最高级别的价值。所以他在第一个演讲中，表达了这样一个观点：如果有可能，改变自己的命运；如若不行，就接受自己的命运。

这些考量当然不只是纯粹的学术游戏，还是对生命与生存的一种具体的援助。经历了那场浩劫的人，哪一个没有遭受身体上或精神上的创伤呢？就连弗兰克尔本人，不是也失去了对他来说珍贵的一切吗？

但是他找到了一条回归生命的道路，因为不管经历什么，生命依然充满了有待实现的意义。即便是在不确定的当下，他也想通过书籍和演讲引领他人走上这条道路，鼓励人们找到一条走出悲伤的路。

第三个演讲的标题"十字实验"指出了这样一个事实：弗兰克尔有关生命意义的观点，最早并不是在集中营里形成的（有些媒体这样报道）。他在《医生与灵魂》（*Ärztliche Seelsorg*）这本书里就形成了人类追寻意义的相关理论，这本书在 1941 年已经有了原稿。事实上，他在被带离维也纳的时候，就带着这本手稿，期待有一天能出版它。而正如他在回忆录中写到的，他最终还是被迫放弃了那件内衬里缝着手稿的外套。[10]

而在集中营里，他观察到即使是在极端的情况下，他在作为青年咨询师和精神病医生期间形成并在书中系统阐释的观点依然奏效。事实证明，那些仍然承认或者至少是期待生命意义的狱友最有可能找到活下去的力量，并最终得以幸存。最重要的是，这也符合他本人的情况：他活下去的动力就是希望能再次见到自己爱的人，并出版那本已经写完的书。

1946年的夏天，弗兰克尔用生动的语言、科学的敏锐性以及自身经历的说服力，在他的演讲中把这些洞察、分析与鼓励呈现给听众。同年，他以图书的形式发表了这一系列讲座中最重要、最实用的部分。一经出版，报纸、期刊以及电台[11]纷纷对这本书进行了详细的探讨与评述，这是弗兰克尔准确命中那个时代的神经的有力证明。

弗朗茨·维斯利（Franz Vesely）[1]

维也纳

2019 年夏天

---

① 弗朗茨·维斯利是一位大学物理教授。在他的岳父维克多·E.弗兰克尔去世后，其著作权由他管理。作为维克多·E.弗兰克尔档案馆的负责人，他负责管理弗兰克尔遗产的展示。他也是科学学会维克多·弗兰克尔研究所的共同创始人和董事会成员。

Referenzen.

✝

参考文献

1.Joachim Bauer: *Wie wir werden, wer wir sind.*
Die Entstehung des menschlichen *Selbst durch Resonanz.*
Blessing, München 2019

2.Joachim Bauer: *Selbststeuerung. Die Wiederentdeckung*
des freien Willens. München, Heyne 2018. Siehe
außerdem: Elmar Reuter, Gudrun Haarhoff, Yosh
Malzon-Jessen: *Über Lebensgeschichten nach schwerer*

Krebserkrankung. Klett-Cotta, Stuttgart, voraussichtliches Erscheinungsdatum 2020

3.Siehe nochmals Joachim Bauer: *Wie wir werden, wer wir sind. Die Entstehung des menschlichen Selbst durch Resonanz.* Blessing, München 2019

4.Viktor Frankl, *Gesammelte Werke, Band 1: »... trotzdem Ja zum Leben sagen« und ausgewählte Briefe (1945-1949).* Hrsg. A. Batthyany, K. H. Biller, E. Fizzotti. Böhlau, Wien 2005

5.*Wiener Kurier,* 23. März 1946

6.Franz Deuticke, Wien 1946

7.Ibid., S. 184

8.Arbeitersonntag, 14. 4. 1934; in: Gabriele Vesely-Frankl (Hrsg.): *Viktor E. Frankl – Frühe Schriften.* Maudrich, Wien 2005

9.V. E. Frankl: Zur geistigen Problematik der Psychotherapie. *Zentral blatt für Psychotherapie und ihre Grenzgebiete,* 10 [1938], S. 33–45

10.Viktor Frankl: *Dem Leben Antwort geben. Autobiografie.* Beltz, Wein heim und Basel 2017

11.Über 30 Rezensionen erschienen in den 10 Jahren nach Erscheinen in den verschiedensten Zeitschriften und Zeitungen in Österreich, u.a. in der *Wiener Zeitung, Die Österreicherin, Österreichische Ärztezeitung*